内科护理临床经验

孔艳茹　著

汕頭大學出版社

图书在版编目（CIP）数据

内科护理临床经验 / 孔艳茹著. -- 汕头 ： 汕头大
学出版社，2021.1
ISBN 978-7-5658-4219-1

Ⅰ．①内… Ⅱ．①孔… Ⅲ．①内科学－护理学 Ⅳ.
①R473.5

中国版本图书馆CIP数据核字（2020）第261326号

内科护理临床经验

NEIKE HULI LINCHUANG JINGYAN

作　　者: 孔艳茹

责任编辑: 胡开祥

责任技编: 黄东生

封面设计: 钟晓图

出版发行: 汕头大学出版社

　　　　　 广东省汕头市大学路243号汕头大学校园内　　邮政编码: 515063

电　　话: 0754-82904613

印　　刷: 廊坊市海涛印刷有限公司

开　　本: 710 mm×1000 mm　1/16

印　　张: 8

字　　数: 150千字

版　　次: 2021年1月第1版

印　　次: 2025年1月第1次印刷

定　　价: 58.00元

ISBN 978-7-5658-4219-1

前　言

随着 21 世纪基础医学和临床医学日新月异地快速发展和人们对健康需求的不断增加，护理学有了新的内涵，护理已经成为医学领域中的一项重要学科。随着护理概念的更新，护理模式已转变为身心整体护理。尤其人们对健康定义的认识加深，护理内容、护理范畴也在相应地延伸和拓宽。因此，护理人员的知识结构和解决实际问题的能力必须提升。

本书系统地阐述了护理学的理念，从理论到实践，从治疗到预防，从单一的护理到整体的护理，以及对护理临床相关技术等作了具体介绍，知识新颖，时代感强，内容丰富，切合实用。全书共三章，主要介绍了消化系统疾病患者的护理、泌尿系统疾病患者的护理以及血液系统疾病患者的护理。

本书在编写中侧重护理内容的知识和能力结构，以护理学基础的基本理论、基本知识、基本技能为主导，密切联系临床实际，并结合当前国内临床护理的要求。此书既可作为基层医务人员、社区广大医护人员临床指导用书，亦可供医学院校学生学习参考。

本书在构思和编写过程中，参阅了众多医学著作和文献，力求在继承的基础上创新和发展。但由于篇幅有限，难免在编写过程中出现疏漏，甚至错误之处，诚恳期望广大同仁和读者批评指正，以便修订时改进。

作　者

2020 年 5 月

目　录

第一章　消化系统疾病患者的护理

第一节　脂肪性肝病

脂肪性肝病是以肝细胞脂肪过度贮积和脂肪变性为特征的临床病理综合征。不同种族、不同年龄组男女均可发病，以 40~49 岁的发病率最高，我国成人患病率为 15%~25%，近年有上升趋势，并且患病年龄日趋提前。临床上，根据有无长期过量饮酒分为非酒精性脂肪性肝病和酒精性脂肪性肝病。

一、非酒精性脂肪性肝病

非酒精性脂肪性肝病（non-alcoholic fatty liver disease，NAFLD）指除外酒精和其他明确的肝损害因素所致的，以弥漫性肝细胞大泡性脂肪变为主要特征的临床病理综合征，包括单纯性月g肪性肝病以及由其演变的脂肪性肝炎和肝硬化。本病在西方国家成人发病率为 10%~24%，肥胖人群的发病率可高达 57%~74%。我国近年发病率呈上升趋势，明显超过病毒性肝炎及酒精性肝病发病率，成为最常见的慢性肝病之一。男女患病率基本相同，以 40~50 岁最多见。

【病因与发病机制】

NAFLD 最常见的易感因素是肥胖、2 型糖尿病及高脂血症。本病的发病机制复杂，因其病因不同而存在差异，目前被广泛接受的是"两次打击"学说：初次打击是胰岛素抵抗引起的良性肝细胞内脂质沉积；肝细胞内脂质尤其是甘油三酯沉积是形成 NAFLD 的先决条件。导致脂质沉积的代谢异常机制可能与下列几个环节有关。①脂质摄入异常：高脂饮食、高脂血症以及外周脂肪组织动员增多，促使游离脂肪酸输送肝脏增多；②线粒体功能障碍，游离脂肪酸在肝细胞线粒体内氧化磷酸化和 β 氧化减少，转化为甘油三酯增多；③肝细胞合成游离脂肪酸和甘油三酯增多；④极低密度脂蛋白合成不足或分泌减少，甘油三酯运出肝细胞减少。第二次打击是疾病进展的关键，主要是氧化应激和脂质过氧化，使脂肪变性的肝细胞发生炎性、坏死，持续存在的脂肪性肝炎诱发肝细胞外基质的生成，形成脂肪性肝纤维化和脂肪性肝硬化。

【病理】

病理改变以大泡性或以大泡性为主的肝细胞脂肪变性为特征。分为 3 个阶段。①单纯性脂肪肝：肝小叶内 30% 以上的肝细胞发生脂肪变，以大泡性脂肪变性为主；②脂肪性肝炎：为肝细胞大泡性或以大泡性为主的混合性脂肪变性的基础上，肝细胞气球样变，甚至伴肝细胞不同程度的坏死，小叶内混合性炎性细胞浸润；③脂肪性肝硬化：肝小叶结构完全损毁，代之以假小叶形成和广泛纤维化，大体为小结节性肝硬化。

【临床表现】

起病隐匿，发病缓慢。

（一）症状

NAFLD 常无症状。少数患者可有乏力、右上腹轻度不适、肝区隐痛或上腹胀痛等非特异症状。严重脂肪性肝炎可有食欲减退、恶心、呕吐等。发展至肝硬化失代偿期则其临床表现与其他原因所致的肝硬化相似。

（二）体征

严重脂肪性肝炎可出现黄疸，部分患者可有肝脏肿大。

【实验室及其他检查】

（一）血清学检查

血清转氨酶和 γ-谷氨酰转肽酶水平正常或轻、中度升高，通常以丙氨酸氨基转移酶（ALT）水平升高为主。

（二）影像学检查

B 超、CT 和 MRI 检查在脂肪性肝病的诊断上有重要的实用价值，其中 B 超敏感性高，CT 特异性强，MRI 在局灶性脂肪肝与肝内占位性疾病鉴别时价值较大。

（三）病理学检查

肝穿刺活组织检查是确诊 NAFLD 的主要方法。

【诊断要点】

对疑有 NAFLD 的患者，结合临床表现、实验室检查、影像学检查，排除过量饮酒以及病毒性肝炎、药物性肝病、全胃肠外营养、肝豆状核变性、糖原贮积病、自身免疫性肝病等可导致脂肪性肝病的特定疾病，即可诊断。

【处理原则】

处理原则主要针对不同的病因和危险因素，包括病因治疗、饮食控制、运动疗法和药物治疗。提倡中等量的有氧运动，饮食控制在正常范围，合并高脂血症的患者可采用降血脂治疗，选择对肝细胞损害小的降血脂药如贝特类、他汀类或普罗布考类药物。目前临床治疗本病的药物疗效不肯定。维生素 E 具抗氧化作用，可减轻氧化应激反应，有建议可常规用于脂肪性肝炎治疗。

【护理诊断/问题】

(一) 营养失调: 高于机体需要量

与饮食不当、缺少运动有关。

(二) 焦虑

与疾病进展有关。

(三) 活动无耐力

与肥胖有关。

【护理措施】

(一) 一般护理

1. 休息与活动

适当增加运动可以有效地促进体内脂肪消耗。合理安排工作，做到劳逸结合，选择合适的锻炼方式，避免劳累过度。每天安排进行体力活动的量及时间应按减体重目标计算，对于需要亏空的能量，一般多考虑采用增加体力活动量和控制饮食相结合的方法，其中50%应该由增加体力活动的能量消耗来解决，其他50%可由减少饮食总能量和减少脂肪的摄入量以达到需要亏空的总能量。不宜在饭后立即进行运动，也应避开凌晨和深夜运动，以免扰乱人体生物节奏；合并糖尿病者应于饭后1小时进行锻炼。

2. 饮食护理

调整饮食结构，低糖低脂为饮食原则。在满足基础营养需求的基础上，减少热量的摄入，维持营养平衡，维持正常血脂、血糖水平，降低体重。指导患者避免高脂肪食物如动物内脏、甜食（包括含糖饮料），尽量食用含有不饱和脂肪酸的油脂（如橄榄油、菜籽油、茶油）。多吃青菜、水果和富含纤维素的食物，以及瘦肉、鱼肉、豆制品等；多吃有助于降低血脂的食物，如燕麦、绿豆、海带、茄子、芦笋、核桃、枸杞、木耳、山楂、苹果、葡萄、猕猴桃等。不吃零食。睡前不加餐，避免辛辣刺激性食物。可制作各种减肥食谱小卡片给患者，以增加患者健康饮食知识，提高依从性。

（二）病情观察

每半年检测体质指数、腹围、血压、肝功能、血脂和血糖，每年做包括肝脏、胆囊和脾脏等上腹部 B 超检查。

（三）症状体征的护理

合理设置减肥目标，逐步接近理想体重，防止体重增加或下降过快。用体质指数（BMI）和腹围等作为监测指标，以肥胖度控制在 0～10%［肥胖度＝（实际体重−标准体重）/标准体重×100%］为宜。

（四）心理护理

指导患者改变不良生活习惯，吸烟、饮酒可致血清胆固醇水平升高，应督促患者戒烟戒酒；改变长时间看电视、用电脑上网等久坐的不良生活方式，增加有氧运动时间。

（五）健康指导

1. 疾病预防指导

让健康人群了解 NAFLD 的病因，建立健康的生活方式，改变各种不良的生活习惯、行为习惯。

2. 疾病知识指导

保持良好的心态，保持情绪稳定，鼓励患者积极就相关问题咨询医护人员。增强治疗信心，提高治疗依从性。建立合理的饮食结构及习惯，戒烟酒。运动应

以自身耐力为基础、循序渐进、保持安全心率（中等强度体力活动时心率为 100
~120 次/分，低强度活动时则为 80~100 次/分）及持之以恒的个体化运动方案，
采用中、低度的有氧运动，如慢跑、游泳、快速步行等。睡前进行床上伸展、抬
腿运动，可改善睡眠质量。每天运动 1~2 小时优于每周 2~3 次剧烈运动。

【预后】

本病的自然病程尚不清楚，现有的资料表明大多数非酒精性脂肪性肝病呈良
性经过。据欧美各国文献报道约有 15% 的单纯性脂肪性肝病如不干预治疗，会转
变成脂肪性肝炎，少数患者可进展为肝硬化。

二、酒精性肝病

酒精性肝病（alcoholic liver disease，ALD）是由于长期大量饮酒导致的中毒
性肝损伤，初期表现为肝细胞脂肪变性，进而可发展为酒精性肝炎、肝纤维化，
最终导致酒精性肝硬化。短期严重酗酒也可诱发广泛肝细胞损害甚或肝功能衰
竭。本病在欧美国家多见，近年来我国的发病率也在上升。据我国一些地区的流
行病学调查发现成人的酒精性肝病患病率为 4%~6%。

【病因与发病机制】

饮酒后乙醇主要在小肠上段吸收，其中 90% 以上在肝内代谢。乙醇对肝细胞
损害的机制尚未完全阐明，可能涉及多种机制。酒精性肝病发生的危险因素有以
下几种。①饮酒量及时间：短期内大量饮酒可发生酒精性肝炎，而平均每天摄入
乙醇 80g 达 10 年以上可发展为酒精性肝硬化。酒精量换算公式为：酒精量（g）
= 饮酒量（mL）×酒精含量（%）×0.8。②遗传易感因素：被认为与酒精性肝病
的发生密切相关，但具体的遗传标记尚未确定。③性别：同样乙醇摄入量女性比
男性易患酒精性肝病，与女性体内抗利尿激素（ADH）含量较低有关。④其他
肝病：如乙型或丙型肝炎病毒感染可增加酒精性肝病发生的危险性，并可加重酒
精性肝损害。⑤继发性营养不良：长期饮酒者对胆碱、维生素 A、维生素 B、维

生素 E、叶酸以及硒等微量元素的需求量增加，又由于长期饮酒者多不能保持正常饮食结构，常有其他营养物质的缺乏。

【病理】

基本病理变化为大泡性或大泡性为主伴小泡性的混合性肝细胞脂肪变性。依据病变肝组织是否伴有炎性反应和纤维化，可分为以下几种。①酒精性脂肪肝：轻者散在单个肝细胞或小片状肝细胞受累，主要分布在小叶中央区，进一步发展呈弥漫性分布。肝细胞无炎症、坏死、小叶结构完整。②酒精性肝炎、肝纤维化：肝细胞坏死、中性粒细胞浸润、小叶中央区肝细胞内出现酒精性透明小体为酒精性肝炎的特征，严重时可出现融合性坏死和（或）桥接坏死。窦周/细胞周纤维化和中央静脉周围纤维化，可扩展到门管区，中央静脉周围硬化性玻璃样变性，局灶性或广泛性的门管区星芒状纤维化，严重时出现局灶性或广泛性桥接纤维化。③酒精性肝硬化：肝小叶结构完全损毁，代之以假小叶形成和广泛纤维化，大体为小结节性肝硬化。

【临床表现】

因饮酒的方式、个体对乙醇的敏感性以及肝组织损伤的严重程度不同而有明显的差异。症状一般与饮酒的量和酗酒的时间长短有关。

（一）症状

一般情况良好，常无症状或症状轻微，可有乏力、食欲减退、右上腹胀痛或不适；酒精性肝炎常在大量饮酒后，出现全身不适、食欲减退、恶心、呕吐、乏力、腹泻、肝区疼痛等症状，严重者可并发急性肝衰竭表现；酒精性肝硬化临床表现与其他原因引起的肝硬化相似，以门静脉高压症为主，可伴有其他慢性酒精中毒的表现如精神-神经症状、慢性胰腺炎等。

（二）体征

肝脏有不同程度的肿大。酒精性肝炎可有低热、黄疸、肝大并有触痛。

【实验室及其他检查】

（一）血清学检查

血清天冬氨酸氨基转移酶（AST）、丙氨酸氨基转移酶（ALT）水平轻度升高，AST 水平升高比 ALT 水平升高明显是酒精性肝炎特征性的酶学改变，但 AST 和 ALT 值很少大于 500IU/L。

（二）影像学检查

B 超可见肝实质脂肪浸润的改变，多伴有肝脏体积增大。CT 平扫检查可准确显示肝脏形态改变及分辨密度变化。重度脂肪肝密度明显降低。影像学检查有助于酒精性肝病的早期诊断。

（三）病理学检查

肝活组织检查是确定酒精性肝病的可靠方法，是判断其严重程度和预后的重要依据，但很难与其他病因引起的肝脏损害鉴别。

【诊断要点】

饮酒史是诊断酒精性肝病的必备依据，应详细询问患者饮酒的种类、每天摄入量、持续时间和饮酒方式等。根据饮酒史、临床表现及有关实验室及其他检查的结果，分析患者是否患有酒精性肝病及其临床病理阶段，以及是否合并其他肝病等，必要时肝穿刺活组织检查可确定诊断。

【处理原则】

（一）戒酒

戒酒是治疗酒精性肝病的关键，戒酒 4~6 周后可使酒精性脂肪肝恢复正常。

彻底戒酒可使轻、中度的酒精性肝炎临床症状、血清转氨酶水平升高甚至病理学改变逐渐减轻，而且酒精性肝炎、肝纤维化及肝硬化患者的存活率明显提高。

（二）营养支持

长期酗酒者，酒精取代了食物所提供的热量，故蛋白质和维生素摄入不足引起营养不良。所以酒精性肝病患者需要良好的营养支持，在戒酒的基础上应给予高热量、高蛋白、低脂饮食，并补充多种维生素。

（三）药物治疗

多烯磷脂酰胆碱可稳定肝窦内皮细胞膜和肝细胞膜，降低脂质过氧化，减轻肝细胞脂肪变性及其伴随的炎症和纤维化。美他多辛有助于改善酒精中毒，糖皮质激素用于治疗酒精性肝病尚有争论，但对重症酒精性肝炎可缓解症状，改善生化指标。其他药物，如S-腺苷甲硫氨酸也有一定疗效。

（四）肝移植

如同其他晚期肝硬化的治疗，严重酒精性肝硬化患者可考虑肝移植，但要求术前戒酒3~6个月，且无其他脏器的严重酒精性损害。

【护理诊断/问题】

（一）自我健康管理无效

与长期大量饮酒有关。

（二）营养失调：低于机体需要量

与长期大量饮酒、蛋白质和维生素摄入不足有关。

（三）焦虑

与疾病进展有关。

【护理措施】

（一）一般护理

1. 休息与运动

嘱患者适当休息，合理安排工作，做到劳逸结合，选择合适的锻炼方式，避免劳累过度。

2. 饮食护理

酒依赖者，多以酒代饭，进食较少，导致营养不良，维生素缺乏。应以低脂肪、清淡、富有营养、易消化为饮食原则，少食多餐，禁忌生冷、辛辣刺激性食物。注意营养均衡，多吃瘦肉、鱼肉、牛奶及富含维生素的蔬菜和水果等。

（二）病情观察

观察患者有无乏力、食欲减退、恶心、呕吐、腹渴、右上腹胀痛或不适、肝区疼痛等症状。

（三）症状体征的护理

1. 严格戒酒

积极引导患者戒酒，要坚持逐渐减量的原则，每天饮酒量以减少前一天的 1/3 为妥，在 1~2 周内完全戒断，以免发生酒精戒断综合征。出现严重的酒精戒断综合征时，光凭意志力或家人强行戒酒很容易发生危险，应及时治疗。有重度酒瘾的人戒酒，应寻求患者家属的支持和帮助。

2. 定期营养监测

观察患者进食情况，定期测量患者的体重，了解营养状况的变化。

（四）心理护理

戒酒过程中，由于血液中乙醇浓度迅速下降，可能出现情绪不安、暴躁、易怒、出汗、恶心等反应，要适时对患者进行心理护理，鼓励患者在戒酒中保持积极、乐观的心态，配合医护人员，接受各项治疗。戒酒同时要配合进行心理行为治疗。鼓励家属对患者多加关心和照顾，帮助患者克服忧郁、疑虑、悲伤等不良情绪，让患者体会到社会的温暖，人生的价值和健康的重要。

（五）健康指导

选取宣传饮酒危害的教育片或书刊，供患者观看或阅读，宣传科学饮酒的知识，帮助患者认识大量饮酒对于身体健康的危害，协助患者建立戒酒的信心，培养健康的生活习惯，积极戒酒和配合治疗。

【预后】

酒精性脂肪肝一般预后良好，戒酒后可完全恢复。酒精性肝炎如能及时戒酒和治疗，大多可恢复，主要死亡原因为肝衰竭。若不戒酒，酒精性脂肪肝可直接经酒精性肝炎阶段发展为酒精性肝硬化。

第二节　肠结核和结核性腹膜炎

肠结核和结核性腹膜炎均由结核杆菌感染所致。肠结核是由于结核分枝杆菌侵犯肠道引起的慢性特异性炎症。结核性腹膜炎是由结核分枝杆菌侵犯腹膜引起的慢性弥漫性腹膜炎感染。本病多见于中青年，女性略多于男性。

一、肠结核

【病因与发病机制】

肠结核主要是由人型结核杆菌引起，少数人可感染牛型结核杆菌致病。其感染途径有以下几种。①胃肠道感染：是结核杆菌侵犯肠道的主要途径。患者多有开放性肺结核或喉结核，因经常吞咽含结核杆菌的痰液而致病；或经常与开放性肺结核患者共餐，餐具未经消毒隔离；或饮用未经消毒的带菌牛奶和乳制品等。肠结核易发生在回盲部，可能与以下因素有关：结核杆菌进入肠道后，含有结核杆菌的肠内容物在回盲部停留时间长，且回盲部淋巴组织丰富，结核杆菌又容易侵犯淋巴组织。但其他肠段亦可受累。②血行播散：肠外结核病灶经血行播散侵犯肠道，多见于粟粒性肺结核。③直接蔓延：由腹腔内结核病灶如女性生殖器结核直接蔓延而侵犯肠壁。

肠结核的发病是人体和结核杆菌相互作用的结果，一旦入侵的结核杆菌数量多，毒力大，并且人体免疫功能低下，肠功能紊乱引起局部抵抗力削弱时，即可发病。

肠结核主要位于回盲部，其他部位依次为升结肠、空肠、横结肠、降结肠、阑尾、十二指肠和乙状结肠，少数见于直肠。本病的病理变化随人体对结核杆菌的免疫力与变态反应的情况而定。若人体变态反应强，病变以渗出为主，感染菌量多，毒力大，可有干酪样坏死形成溃疡，称为溃疡型肠结核；如果机体免疫状况好，感染较轻，则表现为肉芽组织增生、纤维化称为增生型肠结核；兼有两种病变者称为混合型肠结核。

【临床表现】

肠结核一般见于中青年，女性稍多于男性，约为 1.85∶1。

（一）症状

1. 腹痛

多位于右下腹或脐周，间歇性发作，餐后加重，常伴腹鸣，排便或肛门排气后缓解。腹痛可能与进餐引起胃肠反射或肠内容物通过炎症、狭窄肠段，引起局部肠痉挛或加重肠梗阻有关。

2. 排便习惯改变

溃疡型肠结核常伴腹泻，粪便呈糊样，多无脓血，不伴里急后重。有时腹泻与便秘交替。增生型肠结核以便秘为主。

3. 腹部肿块

多位于右下腹，质中、较固定、轻至中度压痛。多见于增生型肠结核；而溃疡型者亦可因病变肠段和周围肠段、肠系膜淋巴结粘连形成腹部包块。

4. 全身症状和肠外结核表现

结核毒血症多见于溃疡型肠结核，为长期不规则低热、盗汗、消瘦、贫血和乏力，如同时有活动性肠外结核也可呈弛张热或稽留热。增生型肠结核全身情况一般较好。

（二）并发症

见于晚期患者，常有肠梗阻、瘘管形成，肠出血少见，也可并发结核性腹膜炎，偶有急性肠穿孔。

【实验室及其他检查】

（一）血液检查

血常规检查可有不同程度的贫血，无并发症的患者白细胞计数一般正常。红细胞沉降率多明显增快，可作为评估结核病活动程度的指标之一。

（二）粪便检查

粪便为糊状，一般不混有黏液脓血，显微镜下可见脓细胞和红细胞。粪便浓缩有时可查到结核杆菌，对痰菌隐性者有意义。

（三）X 线检查

X 线钡餐造影或钡剂灌肠检查对肠结核的诊断具有重要意义。溃疡型肠结核，钡剂于病变肠段呈现激惹征象，排空很快，充盈不佳，而在病变的上、下肠段则钡剂充盈良好，称为 X 线钡剂激惹征。增生型者肠黏膜呈结节状改变，肠腔变窄、肠段缩短变形、回肠和盲肠的正常角度消失。

（四）结肠镜检查

可直接观察全结肠和回肠末段，内镜下病变肠黏膜充血、水肿、溃疡形成，可伴有大小及形态各异的炎性息肉、肠腔狭窄等。如果活检找到干酪样坏死性肉芽肿或结核杆菌，则可以确诊。

（五）其他

结核菌素试验强阳性或结核感染 T 细胞斑点试验（T-SPOT）阳性均有助本病的诊断。

【诊断要点】

如有下列各点应考虑本病：①中青年患者有肠外结核，特别是肺结核。②临床表现有腹痛、腹泻、右下腹压痛、腹部肿块，原因不明的肠梗阻，伴有发热、盗汗等结核毒血症状。③X 线钡餐检查，有肠结核征象。④结肠镜检查发现主要位于回盲部的肠黏膜炎症、溃疡、炎性息肉或肠腔狭窄，如活检组织中找到干酪性肉芽肿具有确诊意义，找到抗酸染色阳性杆菌有助诊断。⑤结核菌素试验强阳性。对疑似病例，试行抗结核治疗 2~6 周，症状改善者临床可以诊断。

【处理原则】

肠结核的处理原则是消除症状、改善全身情况、促使病灶愈合及防治并发症，强调早期治疗，因为肠结核早期病变是可逆的。

（一）抗结核化疗药物治疗

是本病治疗的关键。目前多主张采用短程疗法，疗程 6~9 个月。治疗方案参阅第二章第九节"肺结核"。

（二）对症治疗

腹痛可用阿托品或其他抗胆碱药物；严重腹泻或摄入不足者，应注意纠正水、电解质与酸碱平衡紊乱；对不完全肠梗阻患者，需进行胃肠减压，以缓解梗阻近端肠曲的膨胀与潴留。

（三）手术治疗

适应证：①完全性肠梗阻或部分性肠梗阻内科治疗无效者；②急性肠穿孔，或慢性肠穿孔瘘管形成经内科治疗而未能闭合者；③肠道大量出血经积极抢救不能有效止血者；④诊断困难需开腹探查者。

【预后】

本病的预后取决于早期诊断与及时治疗。当病变尚在渗出性阶段，经治疗后可以痊愈，预后良好。

二、结核性腹膜炎

结核性腹膜炎是由结核分枝杆菌引起的慢性弥漫性腹膜感染。本病见于任何年龄，以中青年多见，男女发病率之比为 1：2。

【病因与发病机制】

本病由结核杆菌感染腹膜引起，常继发于肺结核或体内其他部位结核病。依据侵入腹腔的结核菌数量与毒力及机体免疫力不同，常表现为三种基本的病理类型：渗出型、粘连型、干酪型，以前两型多见。也可有两种或三种类型的病变并存，称为混合型。

【临床表现】

本病由于其病理类型不同，病变活动性及机体反应性不一，临床表现各异。多数起病缓慢，少数起病急骤，以急性腹痛、高热为主要表现。

（一）症状

（1）全身症状：有结核病的毒血症状，主要为发热和盗汗。高热主要见于渗出型、干酪型，或伴有粟粒型肺结核、干酪性肺炎等严重结核病的患者。部分患者可有食欲不振、体重减轻、贫血等表现。

（2）腹部症状：①腹痛、腹胀：出现腹部持续性隐痛或钝痛。如腹痛呈阵发性加剧，应考虑并发不完全性肠梗阻。偶可表现为急腹症，系肠系膜淋巴结结核、腹腔内其他结核的干酪样坏死病灶破溃或肠结核急性穿孔所致。多数患者可出现不同程度腹胀。②腹泻、便秘：腹泻常见，一般每日不超过 3~4 次，粪便呈糊样。少数患者腹泻与便秘交替出现。

（二）体征

（1）患者呈慢性病容，后期有明显的营养不良，表现为消瘦、水肿、苍白、舌炎、口角炎等。

（2）腹部压痛与反跳痛多数患者有腹部压痛，一般轻微，少数压痛明显，且有反跳痛，常见于干酪型结核性腹膜炎。

（3）腹壁柔韧感是结核性腹膜炎的临床特征，是由于腹膜慢性炎症、增厚、粘连所致。

（4）腹部包块见于粘连型或干酪型，常由于增厚的大网膜、肿大的肠系膜淋巴结、粘连成团的肠曲或干酪样坏死脓性物积聚而成。常位于脐周，大小不一，边缘不清，不易推动。

（5）腹水多为少量至中等量腹水。

（三）并发症

肠梗阻多见，主要发生在粘连型结核性腹膜炎。也可发生急性肠穿孔、肠瘘及腹腔脓肿。

【实验室及其他检查】

（一）血象、红细胞沉降率及结核菌素试验

部分患者有轻度至重度贫血，白细胞计数大多正常或稍偏高，少数偏低。干酪型患者或腹腔结核病灶急性扩散时，白细胞计数增高，多数患者红细胞沉降率增快，可作为活动性病变的简易指标。结核菌素试验呈强阳性对诊断本病有意义。

（二）腹水检查

腹水多为草黄色渗出液，静置后可自然凝固，少数为浑浊或淡血性，偶见乳糜性，比重一般不超过 1.018，蛋白质定性试验阳性，定量在 30g/L 以上，白细胞计数超过 $500×10^9/L$，以淋巴细胞或单核细胞为主。但有时因低白蛋白血症，腹水蛋白含量减少，检测血清腹水白蛋白梯度有助于诊断。结核性腹膜炎的腹水腺苷脱氨酶（ADA）活性增高，但需排除恶性肿瘤，如测定 ADA 同工酶 ADA2 升高则对本病诊断有一定特异性。腹水浓缩找结核杆菌或结核杆菌培养阳性率均低，腹水动物接种阳性率则可达到 50% 以上，但费时较长。

（三）X 线检查

腹部 X 线平片检查有时可见钙化影，提示钙化的肠系膜淋巴结结核。胃肠 X 线钡餐检查可发现肠粘连、肠结核、肠瘘、肠腔外肿块等征象，对本病有辅助诊断的价值。必要时可行腹部 CT 检查。

（四）腹腔镜检查

可见腹膜、网膜、内脏表面有散在或聚集的灰白色结节，浆膜失去正常光泽，腹腔内条索状或幕状粘连；组织病理检查有确诊价值。禁用于腹膜有广泛粘连者。

【诊断要点】

本病的主要诊断依据有：①青壮年患者，有结核病史，伴有其他器官结核病证据；②不明原因发热达 2 周以上，伴有腹痛、腹胀、腹水、腹壁柔韧感或腹部包块；③腹腔穿刺有渗出性腹水，一般细菌培养结果阴性；④结核菌素试验呈强阳性；⑤X 线胃肠钡餐检查发现肠粘连等征象。典型病例可做出临床诊断，予抗结核治疗 2 周以上有效可确诊。

【处理原则】

本病的治疗关键是及早给予规则、全程抗结核化学药物治疗，以达到早日康复，避免复发和防止并发症的目的。

（一）抗结核化学药物治疗

抗结核化学药物的选择、方法、疗程详见第二章第九节"肺结核"。

（二）腹腔穿刺放液治疗

对大量腹水者，可适当放腹水以减轻症状。

（三）手术治疗

适应证包括：①并发完全性或不完全性肠梗阻，内科治疗无好转者；②急性肠穿孔，或腹腔脓肿经抗生素治疗未见好转者；③肠瘘经抗结核化疗与加强营养而未能闭合者；④本病诊断有困难，与急腹症不能鉴别时，可剖腹探查。

三、肠结核和结核性腹膜炎患者的护理

【护理诊断/问题】

（一）腹痛

与结核杆菌侵犯肠壁，结肠痉挛、肠蠕动增加，或腹膜炎症及伴有活动性肠结核、肠梗阻或盆腔结核有关。

（二）腹泻

与结核杆菌感染导致肠功能紊乱有关。

（三）营养失调

与结核杆菌毒素所致毒血症、消化吸收功能障碍有关。

（四）潜在并发症

肠梗阻、肠穿孔、肠瘘等。

【护理措施】

（一）一般护理

1. 休息与活动

嘱患者卧床休息，减少活动，以降低代谢，减少毒素的吸收。

2. 饮食护理

加强营养供给，结核病是种慢性消耗性疾病，只有保证营养的供给，提高机体抵抗力，才能促进疾病的痊愈。①食物营养供给：应给予高热量、高蛋白、高维生素而又易于消化的食物，如新鲜蔬菜、水果、鲜奶、肉类及蛋类等。与患者及家属共同制定饮食计划，提供舒适的进食环境，促进患者食欲，保证营养摄入。腹泻明显的患者应少食乳制品、富含脂肪的食物和粗纤维食物，以免加快肠蠕动。肠梗阻的患者应禁食，并给予静脉营养。②静脉营养：严重营养不良者应协助医师进行静脉营养治疗，以满足机体代谢需要。定期对患者进行营养状况监测，以了解营养改善状况，确实保证营养的供给。

（二）病情观察

严密观察腹痛的性质、特点，正确评估病程进展状况。监测患者的排便情况、伴随症状及全身情况及粪便的化验结果，以便及时发现病情变化。

（三）症状体征的护理

1. 腹痛

如患者疼痛突然加重，压痛明显，或出现便血等应及时报告医师并积极配合采取抢救措施。当患者出现腹痛症状时，护理人员可与患者多交流，分散其注意力，教会患者相应心理防卫机制，以提高疼痛阈值，使疼痛减轻；或采用热敷、按摩、针灸方法，缓解疼痛；根据医嘱给患者解痉、镇痛药物；对肠梗阻所致疼痛加重者，应行胃肠减压。

2. 腹泻

对腹泻的患者指导其选择恰当的饮食，注意腹部保暖，加强肛周皮肤的护理。

（四）用药的护理

1. 抗结核化学药物

嘱患者按时、按剂量服用药物，可帮助患者制定一个切实可行的用药计划，以免漏服。

2. 解痉、镇痛药物

向患者解释药物的作用和可能出现的不良反应如阿托品可松弛肠道平滑肌缓解疼痛，但由于同时抑制涎腺的分泌，可出现口干现象。嘱患者多饮水，以解除不适。

（五）心理护理

由于结核毒血症状，以及腹痛、腹泻等不适，加之病程长，需长期服药，患者易产生焦虑情绪。护理人员应多与患者交谈，介绍有关肠结核和结核性腹膜炎的相关知识，说明只要早期、合理、足量应用抗结核药物，症状可以逐渐缓解和治愈。指导患者掌握放松的技巧，改变生活方式，保持轻松愉快的心情，以缓解紧张、焦虑。

（六）健康指导

1. 疾病预防指导

向患者及家属解释有关病因，配合医师对原发结核病积极治疗。指导患者有关消毒、隔离等知识、防止结核菌的传播，如注意个人卫生，提倡公筷进餐及分餐制，牛奶应消毒后饮用，对结核患者的粪便要消毒处理等。

2. 疾病知识指导

合理饮食、生活规律、注意劳逸结合，保持良好心态以增强抵抗力。按医嘱规律服药，不要自行停药，同时注意药物的不良反应，如恶心、呕吐等胃肠道反应以及肝肾功能损害等。定期复查，及时了解病情变化，以利于治疗方案的调整。

第三节　肝硬化

肝硬化是由多种病因引起的，以肝组织弥漫性纤维化、假小叶和再生结节形成特征的慢性进行性肝病。疾病代偿期无明显的症状，失代偿期以肝功能损害和门静脉高压为主要表现，晚期常出现消化道出血、感染、肝性脑病等严重并发症。本病是常见病，以青壮年男性多见，35~50岁为发病高峰年龄。

【病因与发病机制】

（一）病因

肝硬化可由多种病因引起。在我国，病毒—肝硬化的主要原因，占全部肝硬化的60%~80%；在欧美国家，酒精性肝硬化占全部肝硬化的50%~90%。

1. 病毒性肝炎

多数由慢性肝炎引起，少数由急性或亚急性肝炎发展为肝硬化。最常见的病因是乙型病毒性肝炎，其次是丙型病毒性肝炎。甲型病毒性肝炎和戊型病毒性肝炎一般不演变为肝硬化。从病毒性肝炎发展为肝硬化短至数月，长达数十年。

2. 酒精中毒

在我国约占全部肝硬化的 15%。长期大量饮酒，乙醇及其代谢产物可损伤肝细胞，引起肝脏脂肪沉积，进而发展为酒精性肝炎、肝脏纤维化，最终导致酒精性肝硬化。营养不良、乙型肝炎病毒（HBV）或丙型肝炎病毒（HCV）感染、应用损伤肝脏的药物可增加酒精性肝硬化发生的危险。饮酒的女性较男性更容易发生酒精性肝病。

3. 胆汁淤积

各种原因引起的肝内、外胆管阻塞，导致胆汁淤积持续存在，均可使肝细胞发生变性、坏死，引起原发性或继发性胆汁性肝硬化。

4. 循环障碍

慢性心力衰竭、缩窄性心包炎、肝静脉和（或）下腔静脉阻塞等，可致肝脏瘀血、肝细胞变性及纤维化，最终发展为淤血性肝硬化。

5. 药物或化学毒物

长期服用甲基多巴、双醋酚丁、异烟肼等损伤肝脏的药物，或长期接触四氯化碳、磷、砷等化学毒物，可引起中毒性肝炎，最终演变为肝硬化。

6. 免疫疾病

自身免疫性肝炎及其他累及肝脏的自身免疫性疾病可发展为肝硬化。

7. 遗传和代谢性疾病

遗传和代谢性疾病可使某些物质或其代谢产物沉积于肝脏，引起肝细胞变性、坏死，肝脏纤维化，逐渐发展为肝硬化，如肝豆状核变性、血色病、半乳糖血症等。

8. 寄生虫感染

血吸虫感染在我国南方依然存在，虫卵及其毒性产物沉积在汇管区，刺激肝脏引起纤维化，导致以门静脉高压为突出表现的肝硬化。华支睾吸虫寄生于肝内、外胆管，引起胆道梗阻及炎症可逐渐发展为肝硬化。

9. 其他

长期营养不良、肥胖或糖尿病导致的脂肪肝均可发展为肝硬化。部分患者发病原因不能确定，称隐源性肝硬化。

（二）发病机制

各种肝硬化的病理变化和发展演变过程基本一致：肝细胞变性、坏死，正常的肝小叶结构破坏，再生结节和假小叶形成，肝脏纤维化、肝内血管增殖和循环紊乱。

在各种病因作用下，肝细胞发生变性、坏死，再生的肝细胞不再沿原支架排列，形成不规则的结节，使原有的肝小叶结构破坏。肝脏受损时，肝星状细胞被激活转化成纤维细胞，合成过多的胶原并沉积于细胞外基质，成为肝脏纤维化的基础。过多的胶原沉积于窦状间隙（Disse 间隙），使肝窦内皮细胞下基底膜形成，内皮细胞上窗孔变小、数量减少、甚至消失，形成弥漫性屏障，称肝窦毛细血管化。肝窦毛细血管化使肝窦内物质向肝细胞转运障碍、肝窦变窄、血流受阻，进而干扰肝细胞功能和门静脉的血流动力学，使发病的启动因子持续存在。纤维结缔组织增生，使纤维束从汇管区和肝包膜向肝小叶中央静脉延伸扩展，这些纤维间隔包绕再生结节或将残存肝小叶重新分割，改建成假小叶，形成肝硬化典型的病理变化。此外，肝纤维化发展的同时，由于血管增殖，使肝内门静脉、肝静脉和肝动脉三系血管之间失去正常关系，出现交通吻合支，这不仅是门静脉高压形成的基础，也是加重肝细胞营养障碍、促进肝硬化发展的重要机制。

【临床表现】

本病通常起病隐匿，进展缓慢，潜伏期可达 3~5 年或更长。临床上将肝硬化分为肝功能代偿期和失代偿期。

（一）代偿期

多数患者无症状或症状较轻，常有腹部不适、疲乏无力、食欲减退、消化不良等表现，多呈间歇性，常于劳累、精神紧张或伴发其他疾病时出现，休息或治疗后可缓解。肝脏轻度肿大，质变硬，有压痛，脾脏轻、中度肿大。肝功能正常或轻度异常。

（二）失代偿期

症状较明显，主要为肝功能减退和门静脉高压的表现，常伴其他系统症状。

1. 肝功能减退

（1）全身表现：一般状况较差，疲倦、乏力、精神不振；营养状况较差，消瘦，面色灰暗黝黑（肝病面容），皮肤干枯粗糙、水肿，舌炎，口角炎等；半数以上的患者有轻度黄疸，表现为皮肤、巩膜黄染，尿色加深，肝功能衰竭时黄疸持续性加重；部分伴有不规则发热，常与病情活动、感染有关。

（2）消化道症状：食欲减退最为常见，甚至厌食。患者表现为上腹不适、恶心、呕吐，餐后加重，进食油腻食物易引起腹泻。上述症状与门静脉高压所致胃肠道瘀血水肿、消化吸收障碍和肠道菌群失调有关。另外，可因肝脾肿大、脾周围炎、胃肠胀气、低血钾症等引起腹胀、腹痛表现。

（3）出血倾向和贫血：患者常有皮肤紫癜、鼻出血、牙龈出血或胃肠出血等，这与肝合成凝血因子减少、脾功能亢进和毛细血管壁脆性增加有关。贫血与营养不良、肠道吸收障碍、消化道出血、脾功能亢进等因素有关。

（4）内分泌紊乱：肝功能减退对雌激素的灭活减少，使雌激素水平升高，进而反馈抑制腺垂体分泌功能，使雄激素和肾上腺皮质激素合成减少。雌激素增多及雄激素减少，男性患者常出现性欲减退、睾丸萎缩、乳房发育等；女性患者出现月经失调、闭经、不孕等症状；部分患者出现肝掌和蜘蛛痣，主要分布在面颈部、上胸部、肩部、上肢等上腔静脉引流区域。肝功能减退还可导致醛固酮和抗利尿激素继发性增多，使体内水钠潴留，对腹水的形成起重要的促进作用。而肝病面容则与肝功能减退继发的肾上腺皮质功能减退，促黑素细胞激素增加有关。

2. 门静脉高压

正常门静脉压力为 5~10mmHg。门静脉压力持续>10mmHg 为门静脉高压，主要表现为腹水、侧支循环的建立和开放及脾大、脾功能亢进等。门静脉高压是继病因之后推动肝功能减退的重要病理基础，也是导致患者死亡的主要原因。

（1）腹水：是肝硬化失代偿期最突出的临床表现。少量腹水，患者常有腹胀，饭后明显；大量腹水使腹壁皮肤绷紧发亮，腹部高度膨隆、横膈抬高，可导致脐疝的发生及呼吸运动的受限，患者可出现呼吸困难、心悸。叩诊可呈移动性浊音阳性。腹水的形成是肝功能减退和门脉高压的共同结果，与下列因素有关。①门静脉压力增高：腹腔内脏血管床静水压增高，致组织液回吸收减少而漏入腹腔，是腹水形成的决定性因素。②低白蛋白血症：血浆白蛋白低于 30g/L，血浆胶体渗透压降低，致使血管内血液成分漏入腹腔或组织间隙。③有效循环血容量不足：循环血容量不足使肾血流量降低，激活肾素-血管紧张素-醛固酮系统，导致体内水钠潴留。④肝淋巴液生成增多：肝静脉回流受阻，肝淋巴液生成增多，超过胸导管回吸收的能力，自肝包膜表面漏入腹腔。⑤肝对醛固酮和抗利尿激素灭活减少：继发性醛固酮和抗利尿激素增多，进一步加重体内水、钠潴留。

（2）侧支循环的建立和开放：正常情况下，门静脉收集腹腔脏器的静脉血，经肝静脉注入下腔静脉回流心脏，与腔静脉系之间的交通支细小。门静脉高压时，腹腔脏器的回心血流经肝受阻，导致门静脉系统与腔静脉之间建立侧支循环。临床上重要的侧支循环包括以下几种。①食管和胃底静脉曲张：由门静脉系的胃冠状静脉和腔静脉系的食管静脉、奇静脉之间沟通开放形成，曲张的静脉破裂出血是肝硬化门静脉高压最常见的并发症，因曲张静脉管壁薄、弹性差，难以止血，死亡率高。②腹壁静脉曲张：由于门静脉高压，出生后闭合的脐静脉与脐旁静脉重新开放，其血流经腹壁静脉分别进入上、下腔静脉，导致腹壁静脉曲张。③痔静脉扩张：门静脉系的直肠上静脉与下腔静脉的直肠中、下静脉沟通扩张形成痔核，破裂时引起便血。除了上述侧支循环外，腹膜后门静脉与下腔静脉、门静脉的脾静脉及胃静脉与左肾静脉之间也形成侧支循环。大量侧支循环的开放和建立不仅可因曲张静脉破裂引起致命性的出血，还可因大量异常分流影响肝细胞对物质的摄取、代谢等功能，从而引起一系列的病理生理改变，如肝性脑病、肝肾综合征、自发性腹膜炎等。

（3）脾大、脾功能亢进：是肝硬化门静脉高压较早出现的体征。一方面，门静脉高压引起脾静脉回流受阻，使脾瘀血而肿大，脾组织和脾内纤维组织增生。另一方面，肠道抗原物质经侧支循环直接进入体循环，刺激脾脏单核吞噬细胞增生，引起脾大和脾功能亢进。脾脏多为轻、中度肿大，有脾周围炎时脾脏可有触痛。脾功能亢进可导致患者白细胞、血小板和红细胞计数减少，易并发感染及出血。

（三）并发症

1. 上消化道出血

是最常见的并发症，主要原因是食管或胃底静脉曲张破裂，多由进食粗糙食物、腹内压增高等因素诱发，常突然发生大量呕血或黑便，可造成出血性休克或诱发肝性脑病。另外，急性胃黏膜糜烂、消化性溃疡及门静脉高压胃病也可引起上消化道出血。门脉高压性胃病是胃黏膜下的动–静脉交通支广泛开放引起的胃黏膜毛细血管扩张和广泛渗血，主要表现为反复或持续少量呕血、黑便及难以纠正的贫血，少数出现上消化道大出血，50%～80%的肝硬化患者可发生门脉高压性胃病。

2. 胆石症

肝硬化患者胆石症的发生率较高，约为30%，并随肝功能减退的程度加重，其发生的相关因素有：①胆汁酸减少降低了胆红素及胆固醇的溶解性，使两者容易从胆汁中结晶析出，形成结石；②库普弗细胞减少，细胞免疫功能降低，增加了胆系感染的概率，炎症可引起胆道黏膜充血水肿，继而发生缺血坏死脱落，为结石的形成提供了核心物质；③脾功能亢进导致慢性溶血，胆汁中增多的游离胆红素与钙结合形成结石；④雌激素灭活减少，增多的雌激素对缩胆囊素有抵抗作用，使胆囊收缩无力、排空障碍，利于胆囊结石形成。

3. 感染

肝硬化引起的细胞免疫功能受损、门静脉高压引起的肠黏膜屏障功能低下、脾亢、脾切除、代谢功能紊乱等引起的免疫功能降低均可增加患者感染的机会，常见的感染包括自发性腹膜炎（spontaneous bacterial peritonitis，SBP），胆道、肺部、肠道及尿路感染。自发性腹膜炎是指无腹腔脏器穿孔的腹膜急性细菌性感染。感染与肝功能减退导致单核吞噬细胞系统功能减弱、肠道菌群失调导致肠道细菌繁殖并进入腹腔、带菌的淋巴液漏入腹腔及腹水患者抵抗力下降有关，致病菌多为革兰阴性杆菌。患者表现为发热、腹痛、腹胀、腹膜刺激征、腹水迅速增长或持续不减，少数病例发生低血压或感染性休克、难治性腹水或进行性肝衰竭。

4. 门静脉血栓形成或海绵样变

门静脉血栓是肝硬化失代偿期常见的并发症，尤其是脾切除术后。门静脉血流淤滞引起门静脉主干、肠系膜上静脉、肠系膜下静脉或脾静脉血栓形成，导致肠壁瘀血，甚至小肠坏死、腹膜炎、休克及死亡。门静脉血栓形成的临床表现变化较大，血栓缓慢形成多无明显症状，由影像学检查才能发现；急性血栓形成可有中、重度腹胀、腹痛、脾大、顽固性腹水、肠坏死、消化道出血等表现。门静脉海绵样变是指肝门部或肝内门静脉分支慢性阻塞，在门静脉周围形成细小迂曲的血管，也可视为门静脉血管瘤。

5. 电解质和酸碱平衡紊乱

长期营养物质摄入不足、大量放腹水、利尿、腹泻和继发性醛固酮增多均是导致电解质紊乱的常见原因。低钾、低氯血症与代谢性碱中毒，容易诱发肝性脑病，持续重度低钠血症（<125mmol/L）容易引发肝肾综合征，预后较差。

6. 肝肾综合征（hepatorenal syndrome，HRS）

肝硬化时，肾脏无器质性病变，由于有效循环血容量减少及肝脏对扩血管物质的灭活减少，导致肾皮质缺血和肾小球滤过率下降引发的肾衰竭，称功能性肾衰竭。常在难治性腹水、进食减少、利尿剂应用不当、自发性腹膜炎、肝衰竭时诱发，表现为少尿、无尿、氮质血症，稀释性低钠血症。

7. 肝肺综合征（hepatopulmonary syndrome，HPS）

排除原发性心肺疾病，严重肝病伴肺内血管扩张和动脉血氧和功能障碍称肝肺综合征，晚期肝病患者的发生率为13%~47%。肝硬化时，一氧化氮、胰高血糖素等内源性扩血管物质增加，使肺内毛细血管扩张，肺间质水肿，肺动-静脉分流，以及胸腹水压迫引起通气障碍，导致通气/血流比例失调和弥散功能下降。临床上主要表现为呼吸困难、发绀和杵状指。吸氧只能缓解症状，不能逆转病程，预后较差。

【实验室及其他检查】

（一）血常规

代偿期多正常；失代偿期可有不同程度的贫血，脾功能亢进时白细胞和血小板计数减少。

（二）尿液检查

代偿期尿常规无明显异常；失代偿期尿中可有管型、蛋白和红细胞；黄疸时尿胆红素阳性，尿胆原增加。

（三）肝功能检查

代偿期正常或轻度异常，失代偿期多有异常。肝细胞轻度损伤，转氨酶水平轻、中度增高，并以 ALT 增高显著；肝细胞损伤、坏死严重，转氨酶增高以 AST 为主，甚至出现转氨酶不高，胆红素显著增高的酶-胆分离现象。蛋白质代谢检查，白蛋白降低、球蛋白增高，血氨升高。凝血酶原时间可有不同程度的延长，重症患者还可出现血胆红素水平增高、胆固醇水平降低等异常。

（四）免疫功能检查

免疫球蛋白 IgG 增高最为显著，半数以上患者 T 淋巴细胞低于正常，部分患者体内出现自身抗体如抗核抗体等。病毒性肝炎肝硬化患者，乙型、丙型、丁型肝炎病毒标记物可呈阳性反应。

（五）腹水检查

包括腹水颜色、比重、透明度，蛋白定量、细胞分类，葡萄糖、乳酸、乳酸脱氢酶测定，细菌培养等检查。腹水多为漏出液，若合并原发性腹膜炎、结核性腹膜炎或癌变时，腹水性质可发生相应的变化。

（六）胃镜检查

可观察食管、胃底静脉有无曲张及曲张的程度和范围，并发消化道出血的患者，通过内镜检查不仅明确病因，还可同时进行止血治疗。

（七）其他检查

X 线钡餐检查可观察食管、胃底静脉有无曲张及曲张的程度。超声波检查可示肝脾大小及外形、门静脉高压、腹水。肝硬化早期肝脏肿大，晚期萎缩，肝实质回声增强、不规则、反射不均匀；门静脉高压可见脾大、门静脉直径增宽、侧支血管存在；腹水可见液性暗区。另外，肝穿刺活组织检查对确诊代偿期肝硬化有重要意义，也有助于确诊肝硬化的病理类型、炎症和纤维化的程度；腹腔镜检查可直接观察肝、脾情况。

【诊断要点】

根据病毒性肝炎、长期饮酒、血吸虫病等相关病史，以及肝功能减退、门静脉高压症的症状、体征，结合肝功能检查，一般能对肝硬化失代偿期进行诊断；但肝硬化代偿期的诊断不容易，故对原因不明的肝脾肿大、慢性病毒性肝炎、长期大量饮酒者应定期随访，肝穿刺活组织检查利于早期确诊。

【处理原则】

目前无特效治疗方法。对代偿期的患者，以延缓代偿期、预防肝细胞癌变为目标；对失代偿期的患者，以改善肝功能、治疗并发症、延缓或减少对肝移植的需求为目标。

（一）保护或改善肝功能

1. 去除或减轻病因

复制活跃的 HBV 是促进肝硬化进展最重要的因素之一，对 HBVDNA 阳性的肝硬化代偿期的患者应积极抗 HBV 治疗，常用药物有阿德福韦、恩替卡韦及拉米夫定等口服核苷类似物。对丙型肝炎后肝硬化代偿期的患者，可在严密观察的情况下，采用聚乙二醇干扰素 α 联合利巴韦林或普通干扰素联合利巴韦林抗 HCV 治疗，而失代偿期患者不宜使用干扰素。对其他原因引起的肝硬化也要积极进行病因治疗。

2. 保护肝细胞

避免使用不必要、疗效不明确的药物，减轻肝脏损伤；胆汁淤积时，可通过微创方式解除胆道梗阻或口服熊去氧胆酸减少疾病对肝细胞的破坏；适量使用保护肝细胞的药物，如多烯磷脂酰胆碱、水飞蓟宾片、还原性谷胱甘肽、甘草酸二铵等。

3. 维护肠内营养

肝脏是机体物质代谢的场所。肝功能异常时，保证机体足够的营养供应对维持正氮平衡和恢复肝功能十分重要。肠内营养是机体获得能量的最好方式，是维护肝功能、防止肠源性感染的有效手段。只要肠功能尚可，应尽量采取肠内营养，减少肠外营养。肝硬化患者常有消化不良，应进食高热量、高蛋白、高维生素、易消化的饮食，可给予适量的胰酶助消化。患者不能耐受、肝功能衰竭或有肝性脑病先兆时，应限制蛋白质的摄入。

（二）腹水治疗

1. 限制水、钠的摄入

进水量<1000mL/d，低钠血症者应限制在500mL/d；氯化钠限制在1.2~2g/d（钠500~800mg/d）。部分患者通过水、钠限制可发生自发性利尿，加速腹水的消退。

2. 利尿

利尿是目前用于腹水治疗最广泛的方法，常联合使用保钾和排钾利尿剂。常用的保钾利尿剂有螺内酯和氨苯蝶啶；排钾利尿剂有呋塞米和氢氯噻嗪。使用方法首选螺内酯60mg/d加呋塞米40mg/d，逐渐增加至螺内酯120mg/d加呋塞米40mg/d，两种药物具有协同作用，并可减少电解质紊乱的发生。单独使用排钾利尿剂应注意补钾，利尿速度不宜过快，以每天体重减轻不超过0.5kg为宜，以免诱发肝性脑病、肝肾综合征等。利尿效果不满意时，酌情静脉输注白蛋白。

3. 经颈静脉肝内门-体分流术

经颈静脉肝内门-体分流术是经颈静脉放置导管，建立肝静脉与肝内门静脉之间的流通道，以降低门静脉压力，减少腹水生成。多数经颈静脉肝内门-体分流术术后患者不需限盐、限水及长期使用利尿剂，可减少肝移植的需求。

4. 放腹水加输注白蛋白

用于不具备经颈静脉肝内门-体分流术技术、对经颈静脉肝内门-体分流术禁忌的大量腹水患者，一般放腹水1000mL，同时输注白蛋白80g，继续使用利尿剂。该方法效果较好，可重复使用。但缓解症状时间短，易于诱发肝性脑病、肝肾综合征等并发症。因此，应在患者无感染、消化道出血、凝血功能正常情况下使用。

5. 腹水浓缩回输

将放出的腹水超滤或透析浓缩，回输到患者的静脉内。从而减轻水、钠潴留、提高血浆白蛋白浓度及增加有效循环血量，改善微循环。但感染性腹水、癌性腹水不能回输。此法有发生感染、电解质紊乱、弥散性血管内凝血（DIC）等风险，使用时应严格掌握适应证。

（三）食管胃底静脉曲张破裂出血的治疗和预防

1. 针对已有食管胃底静脉曲张但尚未出血的患者的治疗

①病因治疗。②口服 PPI 或 H_2 受体拮抗剂，减少胃酸对曲张静脉壁的损伤。③使用非选择性 β 受体阻滞剂，如普萘洛尔、卡地洛尔等，通过收缩内脏血管降低门静脉压力。④内镜结扎治疗（EVL），经内镜用橡皮圈结扎曲张的静脉，使其局部缺血坏死，肉芽组织增生后形成瘢痕，封闭曲张静脉。适用于中度食管静脉曲张不伴胃底静脉曲张者。

2. 针对有食管胃底静脉曲张出血患者的治疗

首次出血后，再出血率可达60%，死亡率可达33%。因此，应重视食管胃底静脉曲张出血的预防和治疗，主要措施包括：①急性出血期间已行经颈静脉肝内门–体分流术，止血后不予预防静脉出血的药物，但应采用多普勒超声每3~6个月了解分流是否通畅。②急性出血期间未行经颈静脉肝内门–体分流术，预防再出血的方法有经颈静脉肝内门–体分流术、部分脾动脉栓塞、内镜结扎治疗等措施。

（四）其他并发症的治疗

1. 自发性腹膜炎

易诱发肝性脑病、肝肾综合征等严重并发症，故需及早进行积极治疗。选用肝肾毒性小、针对革兰阴性杆菌并兼顾革兰阳性球菌的抗生素进行治疗，首选3代头孢菌素，可联合应用舒他西林或喹诺酮类药物。由于自发性腹膜炎易复发，用药不得少于2周。应用抗生素的同时，注意保持大便通畅、维护肠道菌群平衡。

2. 肝肾综合征

首选应积极预防或消除肝肾综合征的诱发因素，如感染、上消化道出血、电解质紊乱、过度利尿等。肝移植是肝肾综合征治疗的有效方法。在等待肝移植的过程中，可通过输注白蛋白、使用血管升压素、经颈静脉肝内门-体分流术、血液透析、人工肝支持等方法保护肾功能。

3. 肝肺综合征

吸氧及高压氧舱适用于轻型、早期患者，有助于氧气弥散。肝移植可逆转肺血管扩张，使氧分压、氧饱和度及肺血管阻力均明显改善。

4. 胆石症

肝硬化并发胆结石手术死亡率约为10%，因此尽量以内科保守治疗为主。

5. 其他并发症

原发性肝癌、肝性脑病参见有关章节。

（五）手术治疗

包括治疗门静脉高压的各种分流、断流及限流手术。但由于经颈静脉肝内门-体分流术具有微创、精准、可重复和有效性，已成为延长生存期的有效方法。肝移植是终末期肝硬化治疗的最佳选择。

【护理诊断/问题】

（一）营养失调：低于机体需要量

与肝功能减退，消化、吸收障碍有关。

（二）体液过多

与门静脉高压、低蛋白血症引起的水钠潴留有关。

（三）有感染的危险

与肝硬化导致机体抵抗力低下有关。

（四）潜在并发症

上消化道出血、肝性脑病、肝肾综合征等。

（五）有皮肤完整性受损的危险

与皮肤瘙痒、水肿及长期卧床有关。

【护理措施】

（一）一般护理

1. 休息与活动

适当的休息与活动，可减少能量消耗，减轻肝脏负相，增加肝脏血流量，改善肝循环，促进肝细胞修复。肝硬化代偿期的患者可适度活动，避免过度疲劳；失代偿期的患者以卧床休息为主，合并感染、出血等并发症的患者应绝对卧床休息。

2. 饮食护理

合理饮食是改善肝功能、延缓病情进展的基本措施。饮食原则为高热量、高蛋白、高维生素、易消化饮食，严禁饮酒，适当摄入脂肪，并根据病情随时调整饮食结构。血氨升高的患者，应限制或禁食蛋白质，并以含较多支链氨基酸的植物蛋白为主；腹水患者，应限制水、钠的摄入，进水量应低于1000mL/d、低钠血症者应低于500mL，食盐摄入量限制在1.2~2g/d（钠500~800mg/d），可在食物中添加食醋、柠檬汁等调味品增加食欲；食管胃底静脉曲张的患者，应进食流质或半流质饮食，进餐时细嚼慢咽，切勿混入鱼刺、甲壳、硬屑、糠皮等坚硬、粗糙的食物。

（二）病情观察

1. 监测生命体征

密切观察患者的血压、脉搏、意识状态及皮肤的温湿度。消化道出血时，患者出现血压降低、脉搏增快、皮肤湿冷、出汗等表现，应警惕失血性休克；患者出现性格、行为改变应警惕肝性脑病。患者出现生命体征变化，应及时通知医生，并做好抢救准备。

2. 监测营养状态

观察患者的食欲、进食的种类、量；监测患者的体重、人血白蛋白；皮肤、毛发、肌肉、脂肪状态。对营养不良的患者，积极寻找原因并对症处理。

3. 监测治疗及护理效果

监测患者的尿量、体重、腹围，了解水、钠限制及利尿剂的利尿效果；分析患者肝功能检查结果，了解肝功能状况；了解患者有无呕血、黑便、电解质紊乱、呼吸困难、意识障碍等，了解有无并发症的发生；观察患者的皮肤、黏膜有无损伤，了解皮肤护理效果。病情变化及时报告医生，并协助处理。

（三）症状、体征的护理

1. 腹水

（1）体位：轻度腹水者可采取平卧位，以增加肝、肾的血流量；大量腹水者取半卧位，使横膈下降，以减轻呼吸困难。避免腹压突然增加，如剧烈咳嗽、用力排便等。下肢水肿者可抬高下肢，阴囊水肿可用托带托起阴囊。

（2）限制水、钠摄入：具体措施见本节饮食护理。

（3）用药护理：遵医嘱使用利尿药物，防止水电解质平衡紊乱。

（4）皮肤护理：保持皮肤清洁、干燥，衣着柔软、宽大，定时更换体位，以防发生压疮。皮肤瘙痒者不要用力搔抓皮肤，可用温水擦洗、涂抹润滑油等减轻瘙痒。

（5）腹腔穿刺放腹水的护理：①术前护理：向患者解释治疗目的、操作过程及配合方法，测体重、腹围、生命体征，排空膀胱以免误伤，必要时建立静脉通路以备用药或抢救。②术中护理：监测生命体征，了解患者有无不适，患者出现面色苍白、血压下降，甚至意识障碍等反应，立即停止放腹水并配合医生抢救。③术后护理：术毕用无菌敷料覆盖穿刺部位，并用多头腹带缚紧，以防腹内压骤降；记录抽出腹水的量、性质和颜色，及时送检标本；指导患者穿刺对侧侧卧位，保持穿刺部位干燥，必要时更换敷料。

2. 消化道出血

（1）休息与体位：小量出血者卧床休息，大量出血采取中凹体位，保证脑部供血。呕吐时头偏向一侧，防止窒息或误吸，必要时使用负压吸引器清除呼吸道分泌物、血液及呕吐物，保持呼吸道通畅。

（2）积极配合抢救：备好各种抢救物品及药品。患者出血后快速建立静脉通路，遵医嘱补液、输血、应用各种血管活性药物。

（3）饮食护理：少量出血者给予温凉、清淡易消化饮食。出血较多者应暂禁食，遵医嘱通过静脉补充营养。

（四）用药的护理

1. 利尿剂

尽量日间服用，以免夜间给药后利尿影响患者睡眠；使用排钾利尿剂应注意补钾，口服氯化钾宜饭后服用，以免引起消化道反应；记录尿量，定期测量体重和腹围，观察利尿效果；利尿速度不宜过快，以每天体重减轻不超过 0.5kg 为宜，以免诱发肝性脑病、肝肾综合征等；监测出入量、电解质变化，防止水电解质和酸碱平衡紊乱。

2. 其他

遵医嘱用药，不宜服用不必要且疗效不确切的药物，防止药物加重肝脏损伤。

（五）心理护理

向患者及家属介绍本病相关的知识，说明稳定的情绪、良好的心态对疾病预后的影响。引导患者积极乐观地面对疾病，配合治疗和护理；对有明显的焦虑、抑郁患者，应加强巡视并积极干预，以免发生意外。

（六）健康指导

1. 预防疾病

积极预防并治疗可引起肝硬化的疾病，尤其是病毒性肝炎，尽量减少酒精的摄入，不滥用药物，防治血吸虫病等。

2. 疾病指导

根据病情及时调整饮食，避免饮食不当加重体内水钠潴留，诱发上消化道出血、肝性脑病等；严格禁酒，避免进一步损伤肝脏；代偿期的患者可从事较轻的工作，失代偿期的患者宜卧床休息；保持情绪稳定，减轻心理压力。

3. 减少或避免传染

乙型肝炎及丙型肝炎患者可与他人共餐。应避免血液途径传染，不宜共用剃须刀等可能有创的生活用品；接触患者开放伤口时应戴手套。

4. 预防感染

适当活动，增强抵抗力；保持个人和居室卫生，避免着凉及不洁食品，尽量减少到公共场所活动。

5. 随访

病情稳定者，每3个月至半年到医院随访。病情变化及时就诊。

【预后】

本病预后与病因、病理类型、营养状况、肝功能代偿能力等关系密切，与患者治疗和护理的依从性也有关系。一般来讲，病毒性肝炎后肝硬化预后较差；持续黄疸、难治性腹水、低蛋白血症、持续或严重的凝血功能障碍，以及存在并发症的患者，预后较差；高龄患者预后较差。Child-Pugh 分级（Child-Pugh classi-fication）与预后密切相关，总分越高，预后越差（表 1-1）。

表 1-1　肝硬化患者 Child-Pugh 分级标准

临床或生化指标	1 分	2 分	3 分
肝性脑病（期）	无	1~2	3~4
腹水	无	轻度	中重度
胆红素（μmol/L）	<34	34~51	>51
（原发性胆汁性肝硬化或硬化性胆管炎）	<68	68~170	>170
白蛋白（g/L）	>35	28~35	<28
凝血酶原时间延长（秒）	<4	4~6	>6

注：Child-Pugh 总分，A 级，<7 分；B 级，7 分~9 分；C 级，>9 分

第四节　原发性肝癌

原发性肝癌简称肝癌，是指肝细胞或肝内胆管细胞所发生的癌肿，是我国常见恶性肿瘤之一。据统计，目前肝癌的死亡率为 20.37/10 万，在恶性肿瘤的死亡顺位中位居第二，在城市中仅次于肺癌，农村中仅次于胃癌。世界范围内，肝癌的发病率以东南亚及非洲的撒哈拉沙漠以南地区最高，欧美及大洋洲较低。在我国，肝癌的发病率沿海高于内地，东南和东北高于西北和西南，每年死于肝癌的患者约 11 万人，占全球肝癌死亡人数的 45%。广西的扶绥和江苏的启东是肝癌的高发区，其肝癌的年死亡率可达 40/10 万。本病多见于中年男性，男女之比约为 5：1。

【病因与发病机制】

原发性肝癌的病因与发病机制尚未明确，根据高发区流行病学调查的结果，

可能与下列因素有关。

(一) 病毒性肝炎

在我国，特别是东南沿海地区的肝癌高发区，90%肝癌患者有乙型肝炎病毒感染背景。日本、欧洲的肝癌患者则以丙型肝炎病毒感染多见，其丙型肝炎病毒抗体阳性率显著高于普通人群。以上提示乙型肝炎和丙型肝炎病毒感染与肝癌的发病有关。其发病机制还不明确，可能与病变过程中肝细胞反复损伤和再生及激活癌基因有关。

(二) 肝硬化

临床上，原发性肝癌合并肝硬化的患者占 50%~90%。演变过程多数是病毒感染→慢性肝炎→肝硬化→肝癌，以乙型肝炎病毒和丙型肝炎病毒感染常见，部分患者可从慢性肝炎直接发展为肝癌。在欧美国家，肝癌多在酒精性肝硬化的基础上发生。

(三) 食物

流行病学调查显示，粮油、食品受黄曲霉素污染严重的地区，肝癌发病率也高，长期食用霉变的食物与肝癌的发生密切相关。其中黄曲霉素的代谢产物黄曲霉素 B_1 是强烈的致癌物质。长期大量饮酒导致酒精性肝病，在此基础上发展的肝硬化可能引发肝癌，长期饮酒合并乙肝病毒或丙肝病毒感染者，会加速上述疾病的发病进程。另外，长期食用含亚硝胺的食物及食物中缺乏微量元素也与肝癌的发生有关。

(四) 饮用水污染

研究表明，饮用水污染与肝癌的发生有关，长期饮用池塘水较其他人群罹患肝癌的风险提高。池塘水中含有多种致癌或促进基因突变的物质，其中滋生的蓝绿藻可产生藻类毒素，具有促癌或致癌作用。

（五）毒物与寄生虫

偶氮芥类、有机氯农药等为可疑致癌物质。血吸虫及华支睾吸虫感染也与肝癌的发生有关。

（六）遗传因素

肝癌的家族聚集现象与遗传易感性有关，也与家族相似的饮食习惯和生活环境有关。不同种族人群肝癌的发病率不同。

上述各种病因导致肝脏损伤，肝细胞在修复过程中可发生生物学特征变化、基因突变、增殖与凋亡失衡；各种致癌因素也可促进癌基因的表达和抑制抑癌基因，最终导致肝癌的发生。此外，肝脏慢性炎症及纤维化过程中血管增殖活跃，也为肝癌的发生发展创造了条件。

【病理】

（一）大体型态分型

1. 块状型

最多见，分单个、多个或融合成块 3 个亚型。直径在 5~10cm，此型肿瘤中心易发生坏死、液化及出血，引起肝破裂及直接播散。

2. 结节型

常伴有肝硬化，呈大小、数目不等的癌结节，与周围组织的分界不如块状型清楚，直径<5cm。单个癌结节直径<3cm，或相邻两个癌结节直径之和<3cm 称小肝癌。

3. 弥漫型

少见，有米粒至黄豆大小的癌结节散在全肝，不易与肝硬化区别，患者常因肝功能衰竭而死亡。

（二）组织学分型

1. 肝细胞癌

最多见，占原发性肝癌的 90%，癌细胞来自肝细胞，癌组织的肝动脉供血超过 90%。

2. 胆管细胞癌

较少见，癌细胞由胆管上皮细胞发展而来，纤维组织较多，血窦较少。

3. 混合型肝癌

最少见，具有肝细胞肝癌和胆管细胞癌的两种结构。

（三）转移途径

肝癌可经血行转移、淋巴转移和种植转移引起癌细胞的扩散。

1. 肝内转移

发生最早、最常见，是肝癌切除术后早期复发的主要原因。肝癌易侵犯门静脉分支形成癌栓，脱落后在肝内形成多发转移灶，少数癌栓阻塞导致门脉高压及顽固性腹水。

2. 肝外转移

肝外血行转移最常转移至肺，其他部位有胸、肾、肾上腺、骨骼等；淋巴转移常转移至肝门淋巴结，也可达胰、脾、锁骨上淋巴结等；种植转移少见，从肝脱落的癌细胞可种植在腹膜、横隔、盆腔等，引起血性腹水、胸腔积液等。

【临床表现】

本病多在肝硬化的基础上发生，或以转移灶的症状为首发表现，疾病早期缺乏典型的表现。经 AFP 普查检出的早期肝癌患者无任何症状和体征，称亚临床肝癌。一旦出现症状来院就诊时多属中、晚期。主要表现如下。

（一）症状

1. 肝区疼痛

最常见，半数以上的患者有肝区疼痛，呈持续性胀痛或钝痛，疼痛的原因与肿瘤迅速增长牵拉肝包膜有关。肿瘤生长缓慢者，无痛或有轻度钝痛；肿瘤侵犯膈肌，疼痛可放射至右肩；肝表面癌结节破裂，可引起突然剧痛，从肝区迅速蔓延至全腹，出现急腹症的表现，若出血量大可出现休克。

2. 消化道症状

常有食欲减退、消化不良、恶心、呕吐等。腹水或门静脉癌栓可导致腹胀、腹泻等症状。

3. 全身表现

常有乏力、营养不良、进行性消瘦、恶病质等，部分患者有低热，极少数可高热。有肺、骨、脑、淋巴结、腹腔等转移者，可出现相应的症状。

（二）体征

1. 肝脏肿大

是最常见的特征性体征。肝脏常呈进行性肿大，质地坚硬，表面凹凸不平，呈结节状，边缘不规则，可有不同程度的触痛。癌肿突出于右肋弓或剑突下，上腹部呈现局部隆起或饱满；癌肿位于膈面，

则表现为膈抬高而肝下界不下移。

2. 黄疸

一般出现在肝癌晚期，多为阻塞性黄疸，少数为肝细胞性黄疸。前者常因肿瘤或肝门转移性淋巴结肿大压迫胆管所致，后者可因癌组织广泛浸润、肝硬化、肝炎引起。

3. 肝硬化征象

肝硬化基础上发病的患者有基础疾病的临床表现，如贫血、肝掌、腹水、脾

大、上消化道出血等。患者可迅速出现难治腹水，一般为漏出液，血性腹水多因癌肿侵犯肝包膜或向腹腔内破溃引起，少数由腹膜转移癌所致。

（三）伴癌综合征

伴癌综合征指由于癌肿本身或其对机体影响所引起的内分泌或代谢异常的一组症候群。主要表现为自发性低血糖和红细胞增多症，罕见高钙血症、高脂血症等。

（四）并发症

1. 肝性脑病

通常是肝癌终末期最严重的并发症，是 1/3 患者死亡的原因，一旦出现提示预后不良。

2. 上消化道出血

多数因肝硬化、肝静脉癌栓导致的门静脉高压引起食管胃底静脉曲张破裂出血所致，晚期患者可因胃肠道黏膜糜烂合并凝血功能障碍而引发广泛出血。消化道出血可加重肝功能损害，诱发肝性脑病。

3. 癌结节破裂出血

约 10% 的肝癌患者发生癌结节破裂出血。癌结节破裂仅限于肝包膜下，可有局部疼痛，出血量大可形成压痛性肿块；若破裂出血进入腹腔则引起急腹症表现。

4. 继发感染

因长期消耗、放疗、化疗等因素导致患者抵抗力低下，易继发肺炎、败血症、肠道感染、自发性腹膜炎等。

（五）临床分期

临床分期是判断肝癌预后和选择治疗方法的重要参考依据。2001 年全国肝癌会议制定的肝癌分期标准如下。

Ⅰa期：单个肿瘤最大直径≤3cm，无癌栓、腹腔淋巴结及远处转移；肝功能分级 Child-Pugh A。

Ⅰb期：单个或 2 个肿瘤最大直径之和≤5cm，在半肝，无癌栓、腹腔淋巴结及远处转移；肝功能分级 Child-Pugh A。

Ⅱa期：单个或 2 个肿瘤最大直径之和≤10cm，在半肝或多个肿瘤最大直径之和≤5cm，在左、右两半肝，无癌栓、腹腔淋巴结及远处转移；肝功能分级 Child-Pugh A。

Ⅱb期：单个或 2 个肿瘤最大直径之和>10cm，在半肝或多个肿瘤最大直径之和>5cm，在左、右两半肝，无癌栓、腹腔淋巴结及远处转移；肝功能分级 Child-Pugh A，或不论肿瘤情况，有门静脉分支、肝静脉或胆管癌栓和（或）肝功能分级 Child-Pugh B。

Ⅲa期：不论肿瘤情况，有门静脉主干或下腔静脉癌栓、腹腔淋巴结及远处转移肝功能分级 Child-Pugh A 或 Child-Pugh B。

Ⅲb期：不论肿瘤、癌栓、转移情况，肝功能分级 chiid-pugh C。

【实验室及其他检查】

（一）肝癌标记物检测

1. 甲胎蛋白（AFP）

是肝细胞癌诊断的特异性标志物，阳性率约为 70%。现已广泛用于肝癌的普查、诊断及治疗效果的判断。AFP 浓度通常与肝癌大小呈正相关。在排除妊娠和生殖腺胚胎癌的基础上，AFP>400μg/L 为诊断肝癌的条件之一。对于 AFP 逐渐升高不降或 AFP>200μg/L，持续 8 周以上，应结合临床综合分析或动态观察。AFP 异质体的检测有助于提高肝癌的诊断率，且不受 AFP 浓度、肿瘤大小和临床病期早晚的影响。

2. 其他标志物

γ-谷氨酰转移酶同工酶Ⅱ（γ-GT2）、岩藻糖苷酶（AFU）、异常凝血酶原（APT）等，对AFP阴性肝癌患者的诊断和鉴别诊断也有辅助意义。

（二）影像学检查

1. 超声显像

B超检查是目前筛查肝癌首选的检查方法，可显示直径>1cm的占位病变。AFP结合B超检查对肝癌早期定位诊断有较大价值。利用新型超声造影技术，可了解病灶的血液供应，有助于肝穿刺活检。

2. CT检查

CT检查是肝癌诊断的重要手段，是临床肝癌疑诊者和确诊后拟进行手术者的常规检查。螺旋CT增强扫描使CT检查肝癌的敏感性进一步提高，甚至可发现lcm的肿瘤。

3. MRI检查

能清楚显示肝细胞癌内部的结构，对lcm左右的肝癌的检出率>80%，是诊断和确定治疗策略的重要手段。

4. 肝动脉造影

对CT/MRI不能确诊的病例，选择性肝动脉造影具有重要诊断价值。对直径1~2cm的小肝癌，肝动脉造影可进行准确的诊断，正确率>90%。

（三）肝穿刺活组织检查

在超声或CT引导下，进行肝穿组织学检查是确诊肝癌最可靠的方法。但属于创伤性检查，上述方法不能明确诊断时，可考虑采用。

【诊断要点】

满足下列3项中的1项即可确诊肝癌，是国际上广泛使用的诊断标准：①具有两项典型影像学表现（超声、增强 CT、MRI 或选择性肝动脉造影），病灶>2cm；②具有 1 项典型影像学表现，病灶>2cm，AFP>400μg/L；③肝脏活组织检查阳性。

【处理原则】

肝癌对化疗和放疗不敏感，常用的治疗方法有手术切除、血管介入、射频消融术、肝移植等。其中，手术切除仍是目前根治本病的最好方法。手术可以切除一些大肝癌，但术后残留肝的功能是否能维持患者的生命需求是手术成败的关键所在。

（一）手术治疗

有手术指征的患者应及早进行手术切除，开腹后不适于切除的，可作肝动脉插管进行局部化学药物灌注治疗，效果优于全身治疗，也可采用液氮冷冻、激光、微波凝固治疗肿瘤。

（二）局部治疗

1. 经皮穿刺瘤内注射无水乙醇（PEI）

在超声或 CT 引导下，将无水乙醇直接注入癌组织中，使癌细胞脱水、变性、凝固性坏死。PEI 适用于肿瘤<3cm 的患者，可达到治疗性切除的目的。

2. 射频消融术（RF）

在超声引导或开腹条件下，将电极插入肝癌组织内，应用电流热效应等多种物理方法毁损癌组织，同样能达到治疗性切除的目的。

3. 肝动脉栓塞（TAE）

是经皮穿刺，将栓塞剂（常用颗粒吸收性明胶海绵和碘化油）注入滋养肿瘤的肝动脉内，阻断肿瘤的供血，使其发生缺血性坏死，同时也可进行化学治疗。此种方法具有靶向好、创伤小、可重复、患者易接受的特点，是目前非手术治疗中、晚期肝癌的常用方法。

（三）肝移植

对于肝癌合并肝硬化的患者，将整个病肝切除并进行肝移植，是治疗肝癌和肝硬化的有效手段。

（四）并发症治疗

肝癌结节破裂时，应手术结扎肝动脉、紧急肝动脉栓塞等治疗，合并感染者应及时给予抗生素，上消化道出血、肝性脑病的治疗参见有关章节。

【护理诊断/问题】

（一）疼痛：腹痛

与肿瘤增长牵拉肝包膜或肝动脉栓塞术后综合征有关。

（二）活动无耐力

与肝功能减退、营养不良、肿瘤消耗有关。

（三）悲伤

与患者知道疾病预后不佳有关。

【护理措施】

（一）一般护理

1. 休息与活动

创造舒适、安静的休息环境。大量腹水、黄疸时应卧床休息，以减少机体消耗；病情稳定时适当活动，以增强抵抗力。

2. 饮食护理

给予高蛋白、高维生素、易消化饮食。有肝性脑病倾向的患者，应限制蛋白质的摄入；腹水患者应限制水、钠摄入；肝癌晚期患者，遵医嘱给予肠内、肠外营养支持，维持机体代谢需求。

（二）病情观察

密切观察生命体征及病情的变化，如肝区疼痛、肝脏的大小变化、黄疸、发热和腹水，是否存在恶心，呕吐，有无肝性脑病先兆、上消化道出血、癌结节破裂等并发症。如有可疑表现，应及时报告医生，以便及时治疗。

（三）症状、体征的护理

1. 疼痛的护理

注意观察患者疼痛的部位、性质及规律。认真倾听患者对疼痛的感受，并及时做出适当的回应。指导患者减轻或缓解疼痛，如通过听音乐、看书报、与病友聊天分散注意力，做深呼吸、冥想等进行放松；适当按摩，咳嗽时用手轻按肝区以减轻疼痛。遵医嘱使用镇痛药物，注意观察药物的疗效和不良反应。药物镇痛应遵循 WHO 提倡的三阶梯给药法（详见本章第五节）。采用患者自控镇痛时，指导患者使用计算机泵，根据病情控制止痛药物的用量和用药间隔。

2. 肝动脉栓塞化疗患者的护理

（1）术前护理：①心理指导：向患者介绍肝动脉栓塞化疗的方法和意义，使其配合手术治疗；②完善各项检查；③过敏试验：碘和普鲁卡因过敏试验；④物品和药品准备；⑤患者准备：术前 6 小时禁食水，术前半小时遵医嘱给予镇静剂。

（2）术后护理：①饮食护理：术后禁食 2~3 天，恢复饮食后，从流食逐渐过渡到普通饮食，少量多餐。②穿刺局部护理：压迫止血 15 分钟后加压包扎，沙袋压迫 6 小时，防止穿刺点出血。③体位：嘱患者取平卧位，穿刺侧肢体伸直

24 小时，观察穿刺侧肢端皮肤的颜色、温度及足背动脉搏动，出现异常通知医生及时处理。③栓塞后综合征的护理：栓塞后综合征指术后由于肝动脉供血突然减少，引起的腹痛、发热、恶心、呕吐、肝功能异常等表现。腹痛为肝脏水肿、肝包膜张力增加所致，一般术后 48 小时缓解，如剧烈疼痛持续 3~4 天，应考虑误伤其他脏器并坏死，未明确诊断时慎用镇痛药物，配合医生做相应处理；由于机体对坏死组织的吸收，术后 4~8 小时可出现低至中等度发热，给予物理降温或遵医嘱使用解热药物；术后 1 天多出现恶心、呕吐等消化道反应，是化疗药物不良反应所致，给予止吐等对症处理，并注意水、电解质平衡状况。术后一周，因肝脏缺血影响肝糖原的储存和蛋白质的合成，应遵医嘱补充葡萄糖、白蛋白及其他液体，保持体液平衡。

（四）用药的护理

遵医嘱用药，注意观察用药效果及不良反应。准确评估患者疼痛程度和规律，配合医生使用药物缓解患者疼痛。化疗前，遵医嘱给患者使用止吐药物，减少消化道症状；化疗后监测患者血常规及病情变化，出现感染、出血等骨髓抑制现象时配合医生处理。

（五）心理护理

护士应重视心理护理对患者的影响，将其渗透到日常护理工作中。根据患者的具体情况决定是否采取保护性医疗制度和心理护理的方法。为患者创造发泄情绪、表达内心感受的环境和机会，护士认真倾听并表示理解和同情，根据具体情况给予相应的心理疏导。对处于愤怒和忧伤期的患者，要加强监控，并取得家属的配合，避免意外发生。协助患者建立家庭和社会支持系统，鼓励家属陪伴患者，指导家属、同事、朋友与患者进行良好交流，以增强患者战胜疾病的信心。

（六）健康指导

1. 疾病预防指导

注意食物和饮水卫生，预防粮食霉变，改进饮用水质量。应用乙型和丙型肝炎病毒疫苗，预防病毒性肝炎和肝硬化。对肝癌高发区定期普查，做到早发现、早治疗。

2. 疾病知识指导

指导患者生活规律，合理饮食，适当活动，避免受外力冲击或压迫，以免肿瘤破裂；保持情绪稳定，有条件者可参加社会性抗癌活动；遵医嘱用药，避免服用有肝损害的药物；观察病情，定期复查。

第二章　泌尿系统疾病患者的护理

第一节　概　述

泌尿系统由肾脏、输尿管、膀胱和尿道等器官组成。其中，肾脏是人体重要的生命器官，具有重要的生理功能，能生成尿液，排泄体内的代谢产物，调节水和电解质，维持酸碱平衡，并具有内分泌作用，分泌红细胞生成素、肾素、前列腺素等生物活性物质。泌尿系统的其余器官均为排尿管道。在内科疾病中，泌尿系统疾病主要为肾脏疾病。目前全球肾脏疾病成为继心脑血管疾病、恶性肿瘤、糖尿病之后又一个威胁人类健康的重要疾病。

一、泌尿系统的结构与生理功能

（一）肾脏的解剖和组织学结构

从肾的冠状切面观察，肾实质可分位于表层的肾皮质和深层的肾髓质。肾皮质厚1~1.5cm，富含血管并可见许多红色点状细小颗粒，由肾小体与肾小管组成。肾髓质色淡红，约占肾实质厚度的2/3。可见15~20个呈圆锥形、底朝皮质、尖向肾窦、光泽致密、有许多颜色较深放射状条纹的肾锥体。肾锥体的条纹由肾直小管和血管平行排列形成。2~3个肾锥体尖端合并成肾乳头并突入肾小盏，肾乳头顶端有许多小孔称乳头，肾产生的终尿经乳头孔流入肾小盏内。伸入肾锥体之间的皮质称肾柱。肾小盏呈漏斗形，共有7~8个，其边缘包绕肾乳头，承接排出的尿液。在肾窦内，2~3个肾小盏合成一个肾大盏，再由2~3个肾大盏汇合形成一个肾盂。肾盂离开肾门向下弯行，约在第2腰椎上缘水平，逐渐变细与输尿管相移行。成人肾盂容积 3～10mL。肾单位和集合管生成的尿液，经集合管在肾乳头的开口处流入肾小盏，再进入肾大盏和肾盂，最后经输尿管进入膀胱。

肾单位是肾脏结构和功能的基本单位，由肾小体和肾小管组成。肾小体是由肾小球及肾小囊构成的球状结构。肾小球为肾单位的起始部分，肾小囊包绕肾小球，分为脏、壁两层，其间为肾小囊腔，与近曲小管相通。肾小管分为近端小管、细段和远端小管，近、远端小管又分为曲部和直部两段，近、远端小管的直部和细段组成 U 形肾小管袢。远端小管最后汇入集合管。

肾小球毛细血管内的血浆经滤过膜滤过进入肾小囊。肾小球毛细血管的内皮细胞、基底膜和肾小囊脏层上皮细胞（足细胞）的足突构成滤过膜。不同物质通过滤过膜的能力取决于被滤过物质分子的大小及其所带的电荷。肾小球的滤过功能表现在以下方面。①滤过膜内层的毛细血管内皮细胞构成窗孔，可通过小分子溶质和小分子量蛋白质，但血细胞不能通过。②毛细血管内皮细胞表面有带负电荷的糖蛋白，阻碍带负电荷的蛋白质通过。③基质和一些带负电荷的蛋白质构成基底膜，膜上的多角形网孔大小决定可通过的溶质分子的大小，是阻碍血浆蛋白滤过的重要屏障。④滤过膜外层是肾小囊脏层上皮细胞，上皮细胞的长突起相互交错，其间的裂隙是滤过膜的最后一道屏障。病理情况下，滤过膜的面积和通透可发生变化，从而影响肾小球的滤过。

肾小球旁器由球旁细胞、致密斑和球外系膜细胞组成。球旁细胞位于入球小动脉终末部的中膜内，其内有许多分泌肾素的特殊颗粒。致密斑位于皮质部髓袢升支，可感受远曲小管内液体容量和钠浓度的变化，调节球旁细胞分泌肾素。球外系膜细胞是入球小动脉和出球小动脉之间的一群细胞，具有吞噬功能，其细胞内的肌丝收缩可调节肾小球的滤过面积。肾间质为填充于肾单位各部分和血管之间的少量结缔组织，内有血管、淋巴管和神经穿行。从皮质到髓质内区，肾间质数量和间质细胞的数目不断增加。

（二）肾脏的生理功能

1. 肾小球的滤过功能

正常成人双侧肾脏血流量约为 1L/min，当血液流经肾小球时，除血细胞和大分子蛋白质外，几乎所有的血浆成分均可通过肾小球滤过膜进入肾小囊，形成与血浆等渗的原尿，即肾小球滤过液。肾小球滤过功能是代谢产物排泄的主要形式。肾小球滤过率（glomerular filtrationrate，GFR）受滤过膜的通透性、滤过面积、有效滤过压及肾血流量的影响。

2. 肾小管功能

（1）重吸收功能肾小球每天滤过的原尿可达 180L，其中电解质成分与血浆基本相似。但正常人每天排出的尿量仅 1500mL，原尿中 99% 以上的水和物质被肾小管重吸收进入血液循环，如大部分的葡萄糖、氨基酸、维生素、钾、钙、钠、水、无机磷等，一些毒物、药物和代谢废物不被重吸收而随尿排出体外。

（2）分泌和排泄功能肾小管上皮细胞可将本身产生的或血液内的 H^+、NH_3、肌酐、药物等物质排泄到尿中，以调节机体电解质、酸碱代谢的平衡。

（3）浓缩和稀释功能通过逆流倍增、髓质渗透梯度及抗利尿激素的作用，肾脏对水具有强大的调节功能。肾衰竭时肾脏调节水平衡的功能障碍，可发生水潴留或脱水。体内水过多时，肾脏稀释尿液，排水量增加；体内缺水时，肾小管对水的滤过重吸收增加，排水量减少。肾脏的浓缩和稀释功能可反映远端肾小管和集合管对水平衡的调节能力。

3. 肾脏的内分泌功能

肾脏不仅是激素作用的靶目标，而且还合成、调节和分泌激素，影响非肾的功能，例如红细胞的生成及骨的代谢。肾脏分泌的激素可分为血管活性激素和非血管活性激素。前者作用于肾本身，参与肾的生理功能，主要调节肾的血流动力学和水盐代谢，包括肾素、血管紧张素、前列腺素、激肽释放酶-激肽系统、内皮素、利钠肽（包括旁分泌的肾脏利钠肽以及类花生酸类物质）；非血管活性激素主要作用于全身，包括 1α-羟化酶和促红细胞生成素等。肾脏在几种肽和蛋白质激素的清除率和灭活上起着重要的作用。循环和局部产生的激素的内在网络系统对肾内肾小球和肾小管的功能起着调节作用。①调节血压：肾在调节血压并保持其稳定方面起重要作用。当肾内血压下降、肾小管液量和钠减少或交感神经兴奋时均使肾小球旁器分泌肾素增多，从而使血管紧张素生成增加，进而使小动脉收缩及醛固酮分泌，致血压升高。当血压升高时引起肾分泌激肽释放酶，致激肽增多，激肽能扩张小动脉、促进钠和水的排泄，使血压下降。激肽、儿茶酚胺、血管紧张素均可使肾间质细胞生成和分泌前列腺素 A_2、E_2 增加，前列腺素 A_2、E_2 有扩张血管、增加钠和水排泄作用，因而使血压下降。②促进红细胞生成：90%以上的促红细胞生成因子由肾分泌。③活性最强的（1，25）-二羟维生素 D_3 仅在肾生成，它能促进小肠和肾小管对钙、磷的吸收及成骨细胞的成熟与钙化，维持钙、磷代谢平衡。④肾对胃泌素、甲状旁腺素、胰岛素具有灭活的功能，肾功能不全时可诱发消化性溃疡、甲状旁腺功能亢进及胰岛素应用过量反应等。

二、泌尿系统疾病患者常见症状体征及护理

肾脏及其他泌尿系统疾病经常会出现一组临床症状和体征，临床上称为综合征，识别患者属于哪一种综合征利于疾病诊断、治疗、护理。

（一）肾病综合征

各种原因所致的大量蛋白尿（>3.5g/d），低白蛋白血症（<30g/L），明显水肿和（或）高脂血症的临床综合征。

（二）肾炎综合征

以血尿、蛋白尿、水肿和高血压为特点的综合征。按起病急缓和转归，可分为急性肾炎综合征、急进性肾炎综合征和慢性肾炎综合征。

（三）无症状尿检异常

包括无症状性蛋白尿和（或）血尿，是指轻、中度蛋白尿和（或）血尿，不伴有水肿、高血压等明显症状。常见于多种原发性肾小球疾病（如肾小球轻微病变、IgA 肾病等）和肾小管-间质病变。

（四）急性肾衰竭综合征

各种原因引起的血肌酐在 48 小时内绝对值升高≥26.4μmol/L 或较基础值升高≥50%或尿量<0.5mL/（kg·h），持续超过 6 小时，称为急性肾损伤（acute kidney injury，AKI）。急性肾衰竭是急性肾损伤的严重阶段，临床主要表现为少尿、无尿、含氮代谢产物在血中潴留、水电解质及酸碱平衡紊乱等。

（五）慢性肾衰竭综合征

慢性肾脏病（chronic kidney disease，CKD）是指肾脏损伤或肾小球滤过率<60mL/（min·1.73m²），时间>3 个月。慢性肾衰竭是慢性肾脏病的严重阶段，临床主要表现为消化系统症状、心血管并发症及贫血、肾性骨病等。

【常见症状体征】

（一）肾源性水肿

水肿指人体组织间隙有过多的液体积聚使组织肿胀，是肾小球疾病最常见的临床表现。隐性水肿仅体重增加，早期仅于晨起时眼睑或颜面水肿，后延至全身。肾小球疾病引起的水肿按发生机制分为如下两类。①肾炎性水肿：因肾小球毛细血管炎症使滤过面积和血流量减少致滤过率下降，而肾小管重吸收功能基本正常或因尿液减少而重吸收增多，引起尿少、水和钠潴留于血管及组织间隙。水肿多从颜面部开始，重者可波及全身，指压凹陷不明显；常伴血压升高、循环瘀血，重者发生心力衰竭。②肾病性水肿：主要指长期大量蛋白尿造成血浆白蛋白减少，血浆胶体渗透压降低，液体从血管内进入组织间隙，产生水肿。此外，继发性有效血容量减少可激活肾素-血管紧张素-醛固酮系统，使抗利尿激素分泌增多，进一步加重水肿。这类水肿受重力影响，体位低处水肿显著，水肿部位指压有凹陷，多从下肢部位开始，具有全身性、体位性和凹陷性，可无高血压及循环瘀血的表现，常见于肾病综合征。

（二）尿路刺激征

尿路刺激征指膀胱颈和膀胱三角区受炎症或机械刺激而引起的尿频、尿急、尿痛，可伴有排尿不尽感及下腹坠痛。

1. 尿频

指单位时间内排尿次数增多。正常成人白天 4~6 次，夜间 0~2 次。引起尿频的常见原因有以下几种。①多尿性尿频：是指排尿次数增多而每次尿量不少，全天总尿量增多。见于糖尿病、尿崩症和急性肾衰竭的多尿期。②炎症性尿频：排尿次数增多而每次尿量少，多伴有尿急和尿痛，见于膀胱炎、尿道炎、前列腺炎等。③神经性尿频：排尿次数增多，不伴有尿急和尿痛，见于癔症和神经源性膀胱。④其他原因导致膀胱容量减小，如膀胱占位性病变。

2. 尿急

指患者一有尿意即迫不及待需要排尿，难以控制。见于泌尿道炎症，尤其是膀胱三角区和后尿道黏膜炎症，尿急症状特别明显；此外膀胱和尿道结石或异物刺激黏膜等也可产生尿急。

3. 尿痛

指患者排尿时感觉耻骨上区、会阴部和尿道内疼痛或烧灼感。是由于炎症刺激，使膀胱收缩、痉挛或尿液流经发炎的尿道而引起。

（三）肾性高血压

肾脏疾病常伴有高血压，称肾性高血压，按病因可分为肾血管性和肾实质性两类。前者少见，为单侧或双侧肾动脉狭窄所致，其高血压程度较重，易进展为急进性高血压。后者多见，主要由急性或慢性肾小球肾炎、慢性肾盂肾炎、慢性肾衰竭等肾实质性疾病所引起。肾性高血压按发生机制又可分为容量依赖型高血压和肾素依赖型高血压。

1. 容量依赖型高血压

肾实质损害后，肾脏处理钠、水的能力减退，导致机体内水钠浦留。如果水钠潴留在血管内，使血容量扩张，即可发生高血压。同时水钠潴留可使血管平滑肌细胞内水钠含量增加，血管壁增厚，弹性降低，血管的阻力以及对儿茶酚胺的反应性增强，并使血管紧张素Ⅱ对血管受体亲和力提高，从而导致高血压的发生。

2. 肾素依赖型高血压

其发病机制为肾动脉狭窄，肾内灌注压降低和肾实质疾病，以及分泌肾素的细胞肿瘤，均能使球旁细胞释放大量肾素。从而引起血管紧张素Ⅱ活性增高，全身小动脉管壁收缩导致血压升高。肾素及血管紧张素Ⅱ又能促使醛固酮分泌增多，导致水钠潴留，使血容量增加而产生血压升高。肾实质损害后激肽释放酶及前列腺素的释放减少，这些舒张血管物质的减少也是高血压形成的重要因素。

(四) 尿异常

1. 尿量异常

正常成人 24 小时尿量为 1000~2000mL，尿量的多少取决于肾小球滤过率和肾小管重吸收量。尿量异常包括少尿、无尿、多尿和夜尿增多。

(1) 少尿和无尿：少尿指每天尿量少于 400mL，若每天尿量少于 100mL 称为无尿。少尿可因肾前性（如血容量不足或肾血管痉挛等）、肾性（急、慢性肾衰竭等）以及肾后性（如尿路梗阻等）因素引起。

(2) 多尿：多尿指每天尿量超过 2500mL。多尿分肾性和非肾性两类，肾性多尿见于各种原因所致的肾小管功能不全，非肾性多尿多见于糖尿病、尿崩症和溶质性利尿等。

（3）夜尿增多：夜尿增多指夜间尿量超过白天尿量或夜间尿量超过 750mL。持续的夜尿增多，且尿比重低而固定，提示肾小管浓缩功能减退。

2. 蛋白尿

健康人的尿液中含有极微量的蛋白质和红细胞，尿常规检查尿蛋白及红细胞呈阴性。每天尿蛋白定量超过 150mg 或尿蛋白质定性试验阳性称为蛋白尿。24 小时尿白蛋白排泄在 30~300mg 称微蛋白尿。蛋白尿按发生机制分为如下几种。

（1）生理性蛋白尿：①功能性蛋白尿：是轻度、暂时性的蛋白尿，多见于发热、剧烈运动或充血性心力衰竭；②体位性蛋白尿：常见于青春发育期的青少年，于直立和脊柱前凸姿势时出现蛋白尿，卧位时尿蛋白消失，一般蛋白质排泄量<1g/d。

（2）病理性蛋白尿：①肾小球性蛋白尿：主要是由于肾小球毛细血管屏障的损伤，肾小球滤过膜通透性增加或所带负电荷改变，导致原尿中蛋白量超过肾小管重吸收能力而引起。若病变致滤过膜孔径异常增大或断裂，血浆中各种分子量的蛋白质均可无选择地滤出，称非选择性蛋白尿；若病变仅使滤过膜上的负电荷减少，则只有血浆白蛋白滤过增加，称为选择性蛋白尿。选择性蛋白尿主要见于各种肾小球器质性疾病，其尿蛋白排出量较多，一般>2g/d。②肾小管性蛋白尿：肾小管重吸收能力下降所致。蛋白尿常由 β 微球蛋白、溶菌酶等小分子蛋白质构成，一般<2g/d。多见于肾小管病变以及其他引起肾间质损害的病变。③溢出性蛋白尿：由于血中低分子量的异常蛋白（血红蛋白、肌红蛋白等）增多，经肾小球滤出后未被肾小管全部重吸收所致。多见于急性溶血性疾病、多发性骨髓瘤、巨球蛋白血症等。④混合性蛋白尿：为肾脏病变同时累及肾小球及肾小管时产生的蛋白尿，见于肾小球肾炎或肾盂肾炎后期，以及糖尿病、系统性红斑狼疮等全身疾病。⑤组织性蛋白尿：由于炎症、中毒或药物的刺激，肾小管分泌糖化蛋白增多，或肾组织破坏释放入尿液的蛋白质增多所致的蛋白尿，见于肾小管炎症、中毒等。⑥偶然性蛋白尿：指肾脏以下的泌尿生殖系统疾病，如膀胱炎、前列腺炎等所产生的大量脓液、血液、黏液等可致尿蛋白阳性，又称假性蛋白

尿，多见于泌尿生殖系统感染，一般不伴有肾脏本身的损害。

3. 血尿

包括镜下血尿和肉眼血尿。新鲜尿沉渣每高倍视野红细胞>3个，或1小时尿红细胞计数超过10万，称为镜下血尿。尿外观呈血样或洗肉水样，提示1000mL尿液中含有1mL以上的血液，称肉眼血尿。血尿是泌尿系统疾病最常见的症状之一，98%的血尿是由于泌尿系统疾病引起的，2%的血尿是由全身性疾病或泌尿系统邻近器官病变所致。泌尿系统疾病见于肾小球肾炎、肾盂肾炎、泌尿系统结石、结核、肿瘤等；全身性疾病见于血液病、风湿病、感染性疾病等以及药物不良反应；此外，剧烈运动后可发生功能性血尿。临床上将血尿按病因分为肾小球源性和非肾小球源性。肾小球源性血尿系肾小球基底膜断裂所致，可伴大量蛋白尿和（或）多种管型尿尤其红细胞管型，且新鲜尿显微镜检查可见变形红细胞。非肾小球源性血尿为肾小球外病变如尿路感染、结石及肿瘤等所致，尿中红细胞大小形态均一。

4. 白细胞尿、脓尿和菌尿

新鲜离心尿液每高倍视野白细胞>5个，或新鲜尿液白细胞计数超过40万，称为白细胞尿或脓尿。尿中白细胞明显增多常见于泌尿系统感染，肾小球肾炎等疾病也可出现轻度白细胞尿。菌尿指中段尿涂片镜检，每个高倍视野均可见细菌，或尿细菌培养菌落计数超过 $10^5/mL$，仅见于泌尿系统感染。

5. 管型尿

若12小时尿沉渣计数管型超过5000个或镜检发现大量管型，称为管型尿。尿中管型是由蛋白质、细胞或其崩解产物在肾小管、集合管内凝聚而成圆柱形蛋白聚体，包括细胞管型、颗粒管型、透明管型、蜡样管型、脂肪管型、肾衰竭管型。正常人尿中偶见透明及颗粒管型。白细胞管型是活动性肾盂肾炎的特征；上皮细胞管型可见于急性肾小管坏死；红细胞管型见于急性肾小球肾炎；蜡样管型见于慢性肾衰竭；肾衰竭管型见于急性肾衰竭多尿期，若在慢性肾衰竭患者尿液出现则提示预后不良。

6. 肾区痛

肾盂、输尿管内张力增高或包膜受牵拉所致的肾区痛，表现为肾区胀痛或隐痛、肾区压痛和叩击痛阳性。多见于肾脏或附近组织炎症、肾肿瘤等。肾绞痛是一种特殊的肾区痛，其特点为疼痛常突然发作，可向下腹外阴及股内侧部位放射。主要由输尿管内结石、血块等移行所致。

【护理评估】

在全面收集患者的主客观资料的基础上，将泌尿系统疾病患者护理评估的内容归纳如下。

（一）健康史

1. 患病及治疗经过

（1）患病经过：应详细询问起病时间、起病急缓、有无明显诱因、有无相关的疾病病史和家族史、患病后的主要症状及其特点。

（2）检查及治疗经过：了解患者曾做过哪些检查及其结果。了解其治疗的经过、效果以及是否遵医嘱治疗。了解目前用药情况包括药物种类、剂量、用法，是按医嘱用药还是自行购买使用，有无明确的药物过敏史。由于泌尿系统疾病患者常需调整水、钠、钾、蛋白质等的摄入，评估时应详细了解患者有无特殊的饮食治疗要求及其依从情况。对于依从性差者，需评估原因。

2. 既往史

评估患者既往有无反复咽炎、扁桃体炎等上呼吸道感染和皮肤脓疱疮等化脓性感染史，询问有无高血压、糖尿病、过敏性紫癜、系统性红斑狼疮等疾病病史以及有无长期服用对肾有损害的药物。

（二）身体评估

1. 水肿

①水肿部位（开始部位及蔓延情况）、全身性或局部性、是否对称性、是否

凹陷性，与体位变换及活动的关系。②水肿伴随症状，伴重度蛋白尿常为肾源性水肿；伴轻度蛋白尿也可见于心源性水肿；伴呼吸困难与发绀提示心脏病、上腔静脉阻塞综合征所致；与月经周期有关系可见于经前期紧张综合征；伴消瘦、体重减轻，可见于营养不良；伴肝大、颈静脉怒张见于心源性水肿。

2. 尿路刺激征

①尿频的程度：每小时或每天排尿次数，每次排尿间隔时间和尿量。②尿频、尿急、尿痛伴随症状：当伴有发热见于泌尿系感染、盆腔炎；伴有午后低热、乏力、盗汗见于泌尿系统结核；伴随无痛性血尿见于膀胱肿瘤；伴有双侧腰痛见于肾盂肾炎；伴有多尿、烦渴、多饮见于糖尿病、尿崩症、原发性甲状旁腺亢进症、原发性醛固酮增多症。

3. 尿异常

（1）少尿：除了尿量减少外，常有原发病的表现和伴随症状。①少尿伴肾绞痛见于肾动脉血栓或栓塞、肾结石。②少尿伴心悸气促、胸闷、不能平卧见于心力衰竭。③少尿伴大量蛋白尿、水肿、高脂血症和低蛋白血症见于肾病综合征。④少尿伴有乏力、食欲减退、腹腔积液、皮肤黄染见于肝肾综合征。

（2）多尿：除了尿量增多外，常有原发病的表现和伴随症状。①多尿伴有烦渴、多饮、低比重尿见于尿崩症。②多尿伴有多饮、多食和消瘦见于糖尿病。多尿伴有高血压、低钾血症和周期性瘫痪见于原发性醛固酮增多症。③多尿伴有酸中毒、骨痛和肌麻痹见于肾小管性酸中毒。⑤少尿数天后出现多尿可见于急性肾小管坏死恢复期。⑥多尿伴有神经症状可能为精神性多饮。

（3）血尿：①尿的颜色：如为红色应进一步了解是否进食引起红色尿的药品或食物，是否为女性月经期间，以排除假性血尿。②血尿出现在尿程的哪一段，是否全程血尿，有无血块。③血尿伴随的症状：血尿伴肾绞痛是肾或输尿管结石的特征；血尿伴尿流中断见于膀胱和尿道结石；血尿伴尿流细和排尿困难见于前列腺炎、前列腺癌；血尿伴尿频、尿急、尿痛见于膀胱炎和尿道炎，同时伴有腰痛、高热、畏寒常为肾盂肾炎；血尿伴有水肿、高血压、蛋白尿见于肾小球肾炎；血尿伴肾肿块，单侧可见于肿瘤、肾积水和肾囊肿；双侧肿大见于先天性多囊肾，触及移动性肾脏见于肾下垂或游走肾；血尿伴有皮肤黏膜及其他部位出血见于血液病和某些感染性疾病；血尿合并乳糜尿见于丝虫病、慢性肾盂肾炎。

需注意，症状的严重程度与肾功能损害程度不一定相符，肾功能已严重损害的患者可以很长时间内无明显症状，而某些并未到晚期但快速进展的患者可能伴有许多严重的症状。

（三）心理-社会状况

1. 心理状态

了解患者的情绪和精神状态，有无紧张、焦虑、抑郁、绝望等负性情绪及其程度。由于肾脏疾病大多时轻时重、迁延不愈，治疗上较为困难，加上反复的治疗费用支出，患者常会出现各种不利于其疾病治疗的负性情绪，尤其是病情未控制、反复发作、预后差的患者，因此需注意评估患者的心理状态，以便及时予以干预。

2. 社会支持

了解患者的家庭经济状况、有无医疗保障，尤其慢性肾衰竭患者需长期维持治疗，高额的医疗费用难以承担，故对其社会支持系统的评估非常重要。

【实验室及其他检查】

（一）尿液检查

①尿液一般性状检查：包括尿量、颜色、性状、气味、酸碱度及尿比重等；②尿液化学检查：包括蛋白质、葡萄糖等；③尿显微镜检查：包括细胞、管型等；④尿沉渣定量检查和尿细菌学检查等。

尿标本留取后宜立即送检，从标本采集到检验完成，夏天不应超过 1 小时，冬天不应超过 2 小时。若不能立即送检，应加防腐剂并冷藏保存。收集标本的容器应清洁干燥，女性患者应避开月经期，防止阴道分泌物或经血混入。

（二）肾功能检查

（1）肾小球滤过功能内生肌酐清除率（endogenous creatinine clearance rate，C_{Cr}）是评估肾功能损害程度、判断肾小球损害的敏感指标。肾单位时间内把若干毫升血液中的内在肌酐全部清除出去，称为内生肌酐清除率。C_{Cr} 测定前，要求患者连续 3 天低蛋白饮食（<40g/d），禁食鱼、肉（无肌酐饮食），禁饮咖啡、茶等具有兴奋作用的饮料，避免剧烈运动。第 4 天晨 8 点将尿排尽后，收集 24 小时尿液，加入甲苯 4~5mL 防腐。并在同一天采血 2~3mL 进行测定。

参考值：成人 80~120mL/min，老年人随年龄增长，有自然下降趋势，西咪替丁、甲苄嘧啶、长期限制剧烈运动均使 C_{Cr} 下降。

临床上也常用血尿素氮和血肌酐值来判断肾小球的滤过功能，但两者均在肾功能严重损害时才明显升高，故不能作为早期诊断指标。血尿素氮还易受肾外因素的影响，其特异性不如血肌酐，但血尿素氮增高的程度与病情严重程度成正比，故对肾衰竭诊断有特殊价值。

（2）肾小管功能测定包括近端和远端肾小管功能测定。检查近端肾小管功能常用尿 β_2 微球蛋白（β_2-MG）测定。检查远端肾小管功能常采用尿浓缩稀释试验和翠渗量（尿渗透压）测定。

β_2 微球蛋白是体内除成熟细胞和胎盘滋养层细胞外的所有细胞，特别是淋巴细胞和肿瘤细胞膜上组织相容性抗原的轻链蛋白组分，分子量仅 11800，电泳时出现于 β_2 区带而得名。若需储存批量检测，应将酸性尿调至 pH7 左右冷冻保存。参考值：成人尿低于 0.3mg/L，或以尿肌酐校正为 0.2mg/g 肌酐以下。当血 β_2-MG<5mg/L，尿 β_2-MG 水平升高才反映肾小管损伤。

尿浓缩稀释试验是在日常或特定的饮食条件下，通过测定尿量及其比重，以判断肾单位远端（髓袢、远端小管、集合管）对水平衡的调节能力。常用方法有昼夜尿比重试验（又称莫氏试验，Mosenthal's test）和 3 小时尿比重试验。

莫氏试验用于诊断各种疾病对远端肾小管稀释-浓缩功能的影响。要求患者保持正常饮食，但每餐食物中含水量不宜超过 500~600mL，除三餐外不再饮任何液体。晨 8 时完全排空膀胱后至晚 8 时止，每 2 小时收集尿一次，共 6 次昼尿，分别测定每次尿量及比重。晚 8 时至次晨 8 时的夜尿收集在一个容器后测定尿量、比重。参考值：成人尿量 1000~2000mL/24h，其中夜尿量<750mL，昼尿量和夜尿量比值一般为（3~4）：1；夜尿或昼尿中至少 1 次尿比重>1.018，昼尿中最高与最低尿比重差值>0.009。

3 小时尿比重试验患者仅需保持日常饮食和活动即可，晨 8 时排空膀胱后每 3 小时收集一次尿液，至次晨 8 时止，共 8 次，用尿比重计或比重折射仪测定。参考值：成人尿量 1000~2000mL/24h，昼尿量多于夜尿量，（3~4）：1。至少 1 次尿比重>1.020（多为夜尿），一次低于 1.003。

尿渗量和尿比重均反映尿中溶质的含量，但尿蛋白、葡萄糖等对尿比重的影响较尿渗量大，故在判断肾浓缩-稀释功能上，测定尿渗量较尿比重更有意义。尿渗量测定：前一天晚餐后，患者需禁饮水 8 小时，然后留取晨尿，同时采集静脉血。尿渗量/血浆渗量比值为（3~4.5）：1。尿渗量/血浆渗量的比值降低，说明肾浓缩功能受损；尿渗量/血浆渗量的比值等于或接近 1，说明肾浓缩功能接近完全丧失。

（三）免疫学检查

许多原发性肾脏疾病与免疫炎症反应有关，故免疫学检查有助于疾病类型及病因的判断。常用的检查项目包括血清补体成分测定（血清总补体、C3 等），血清抗链球菌溶血素 "O" 的测定。参考值：成人血清 C3 0.8~1.5g/L。血清抗链球菌溶血素 "O" 效价增高对肾小球肾炎的诊断有重要价值。

（四）肾活组织检查

肾穿刺活体组织检查有助于确定肾脏疾病的病理类型，对协助肾实质疾病的诊断、指导治疗及判断预后有重要意义。肾活组织检查为创伤性检查，可发生损伤、出血或感染，故应做好术前和术后护理。

（五）影像学检查

可了解泌尿系统器官的形态、位置、功能及有无占位性病变，以协助诊断。常用的检查项目包括泌尿系统 X 线平片、静脉尿路造影（intravenous urography，IVU）及逆行肾盂造影、肾血管造影、膀胱镜检查、B 超、CT、磁共振成像等。尿路器械操作应注意无菌操作，避免引起尿路感染。

静脉尿路造影和逆行肾盂造影检查前患者应予少渣饮食，避免摄入豆类等产气食物；检查前一天晚饭后 2 小时开水冲服番泻叶以清洁肠道；检查日晨禁食，造影前 12 小时禁饮水。另外，检查前应做碘过敏试验。检查后嘱患者多饮水，以促进残留在体内的造影剂尽快排出，减少对肾脏的毒性作用。

【护理诊断/问题】

（一）体液过多

与肾小球滤过功能下降致水钠潴留、大量蛋白尿致血浆白蛋白浓度下降有关。

（二）有皮肤完整性受损的危险

与皮肤水肿、营养不良有关。

（三）排尿障碍：尿频、尿急、尿痛

与尿路感染所致的膀胱激惹状态有关。

（四）体温过高

与尿路感染有关。

（五）潜在并发症

营养失调、感染、肾衰竭、血栓形成。

【护理目标】

（1）患者水肿减轻或完全消退。

（2）患者无皮肤破损或皮肤感染发生。

（3）患者尿频、尿急、尿痛减轻或消失。

（4）患者体温恢复正常。

（5）患者无营养失调、感染、肾衰竭、血栓形成等并发症的发生。

【护理措施】

（一）一般护理

1. 环境

提供安静、舒适的病室环境，治疗与护理操作注意使用屏障或单人间操作，保护患者的隐私权。

2. 休息与体位

应避免劳累，病情重者严格卧床休息。

3. 饮食

根据病情提供高热量、高维生素、易消化、适量优质蛋白饮食。水肿、高血压患者限制水钠摄入；氮质血症患者限制蛋白质的摄入。

（二）病情观察

观察患者血压、尿、体重、皮肤情况，有无胸腔、腹腔、心包积液；记录24小时出入量；观察伴随症状，是否伴有头痛、脱水、意识改变。密切监测实验室检查结果包括尿常规、肾小球滤过率、血尿素氮、血肌酐、血浆蛋白、血清电解质等。

（三）症状体征的护理

1. 肾源性水肿

（1）休息：下肢水肿明显者可抬高下肢，眼睑面部水肿者枕头应稍高，胸腔积液者宜半卧位，阴囊水肿者可用吊带托起。水肿减轻后，患者可起床活动，但应避免劳累。长期卧床者，应嘱其经常变换体位，防止发生压疮；年老体弱者，可协助其翻身或用软垫支撑受压部位。

（2）饮食护理：①钠盐：限制钠的摄入，予以少盐饮食，每天以 2~3g 为宜。②液体：液体入量视水肿程度及尿量而定。若每天尿量达 1000mL 以上，一般不需严格限水，但不可过多饮水。若每天尿量小于 500mL 或有严重水肿者需限制水的摄入，重者应量出为人，每天液体入量不应超过前一天 24 小时尿量加上不显性失水量（约 500mL）。液体入量包括饮食、饮水、服药、输液等各种形式或途径进入体内的水分。③蛋白质：低蛋白血症所致水肿者，若无氮质潴留，可给予 0.8~1.0g/（kg·d）的优质蛋白质。优质蛋白质指富含必需氨基酸的动物蛋白如牛奶、鸡蛋、鱼肉等，但不宜给予高蛋白饮食，因为高蛋白饮食可致尿蛋白增多而加重病情。有氮质血症的水肿患者，则应限制蛋白质的摄入，一般给予 0.6~0.8/（kg·d）的优质蛋白。慢性肾衰竭患者需根据 GFR 来调节蛋白质摄入量。④热量：补充足够的热量以免引起负氮平衡，尤其低蛋白饮食的患者，每天摄入的热量不应低于 126kJ/（kg·d），即 30kcal/（kg·d）。⑤其他：注意补充各种维生素。

（3）皮肤护理：观察皮肤有无红肿、破损和化脓等情况发生。水肿较重的患者应注意衣着柔软、宽松。水肿患者皮肤菲薄，易发生破损而感染，故需协助患者做好全身皮肤的清洁，清洗时勿过分用力，避免损伤皮肤。此外，水肿患者肌注时，应先将水肿皮肤推向一侧后进针，拔针后用无菌干棉球按压穿刺部位，以防进针口渗液而发生感染。严重水肿者应避免肌内注射，可采用静脉途径保证药物准确及时地输入。

（4）用药护理：遵医嘱使用利尿剂，观察药物的疗效及不良反应。长期使用利尿剂应监测血清电解质和酸碱平衡情况，观察有无低钾血症、低钠血症、低氯性碱中毒。利尿过快过猛（如使用大剂量呋塞米）还可导致有效血容量不足，出现恶心、直立性眩晕、口干、心悸等症状。此外，呋塞米等强效利尿剂具有耳毒性，可引起耳鸣、眩晕以及听力丧失，应避免与链霉素等具有相同不良反应的氨基糖苷类抗生素同时使用。

2. 排尿障碍：尿频、尿急、尿痛

（1）休息：急性发作期应注意卧床休息，宜取屈曲位，尽量勿站立或坐直。

（2）饮食护理：在无禁忌证的情形下，应尽量多饮水、勤排尿，以达到不断冲洗尿路，减少细菌在尿路停留的目的。

（3）保持皮肤：黏膜的清洁尤其女性阴道、尿道、肛门相距近，加强个人卫生，减少肠道细菌侵入尿路而引起感染的机会。

（4）缓解疼痛：指导患者进行膀胱区中药热敷包疗法、手法按摩或针灸肾俞、关元等穴位，以缓解局部肌肉痉挛，减轻疼痛。

（5）降温：高热患者可采用冰敷、乙醇擦浴，出汗后及时更换衣物和床铺。

（6）用药护理：遵医嘱给予抗菌药物，注意观察药物的疗效及不良反应。口服碳酸氢钠可碱化尿液，减轻尿路刺激征。

3. 肾性高血压

（1）饮食护理：应给予高热量、富含维生素、适量优质蛋白、易消化饮食；明显水肿的高血压患者限制水钠摄入，保持排便通畅，防止便秘诱发血压升高。

（2）用药护理：遵医嘱使用降压药物，不可随意减量或停药。降压速度不宜过快、过猛，以免重要脏器血供减少和增加肾损害。嘱患者服药后动作适当放慢，避免因快速改变体位，导致直立性低血压。当静脉滴注硝普钠等降压作用猛烈的药物时，应严格控制滴速和药量。肾功能不全时，药物易在体内蓄积，应加强对药物不良反应的观察。肾功能不全者应用血管紧张素转换酶抑制剂（ACEI）和血管紧张素 II 受体拮抗剂（ARB）可能引起高钾血症；少数患者服用 ACEI 有持续性干咳，故应掌握好应用方法，监测血钾，防止严重不良反应的发生。

（四）心理护理

病程较长、病情易反复、使患者常常对治疗失去信心。应向患者说明情绪稳定有助于血压稳定，而紧张、焦虑可导致血压升高；保持愉快心情，缓解尿路刺激。劝慰患者保持良好的心态，正确面对疾病。

（五）健康教育

（1）教会患者根据病情合理安排每天食物的含盐量和饮水量。

（2）指导限钠患者避免进食腌制食品、罐头食品、啤酒、汽水、味精、面包、豆腐干等含钠丰富的食物。

（3）教会患者通过正确测量每天出入液量、体重等评估水肿的变化。

（4）向患者详细介绍有关药物的名称、用法、剂量、作用和不良反应，并告诉患者不可擅自加量、减量和停药，尤其是糖皮质激素和环磷酰胺等免疫抑制剂。

【护理评价】

（1）患者水肿减轻或完全消退。

（2）患者皮肤无破损或无感染发生。

（3）患者尿频、尿急、尿痛减轻或完全消失。

（4）患者体温正常。

（5）患者未出现并发症。

第二节　肾小球疾病

一、概述

肾小球疾病是指一组有相似临床表现，如血尿和（或）蛋白尿，但病因、发病机制、病理改变、病程和预后不尽相同，病变主要累及双肾肾小球的疾病。根据病因可分为三大类，原发性、继发性和遗传性。原发性肾小球疾病大多原因不明，占绝大多数，是引起终末期肾衰竭的主要原因；继发性肾小球疾病指系统性疾病（如系统性红斑狼疮、糖尿病等）中的肾小球损害；遗传性肾小球疾病为基因变异所致的肾小球病，如奥尔波特（Alport）综合征等。本节主要介绍原发性肾小球疾病。

【发病机制】

多数肾小球疾病是免疫介导性炎症疾病。免疫机制是肾小球疾病的始发机制，在此基础上炎症介质（如补体、细胞因子等）的参与，最后导致肾小球损伤和产生临床症状。在慢性进展过程中也有非免疫、非炎症机制参与，有时可成为病变持续和恶化的重要因素。

遗传因素、自身免疫在肾小球疾病的易感性、疾病的严重性和治疗反应上发挥着重要作用。

（一）免疫反应

体液免疫中循环免疫复合物、原位免疫复合物以及自身抗体、细胞免疫在肾炎发病机制中的作用得到肯定。

1. 体液免疫

（1）循环免疫复合物沉积：某些外源性抗原（如致肾炎链球菌的某些成分）或内源性抗原（如 DNA 的降解产物）可刺激机体产生相应抗体，在血液循环中形成循环免疫复合物，并在某些情况下沉积于肾小球系膜区和基底膜的内皮细胞下，并激活炎症介质导致肾炎发生。

（2）原位免疫复合物形成：系指血液循环中游离抗体（或抗原）与肾小球固有抗原［如肾小球基底膜（GBM）抗原或足细胞的抗原］或已种植于肾小球的外源性抗原（或抗体）相结合，在肾脏局部形成免疫复合物，并导致肾炎。

（3）自身抗体：自身抗体如抗中性粒细胞胞质抗体（ANCA）可以通过与中

性粒细胞、血管内皮细胞以及补体活化的相互作用造成肾小球免疫炎症反应，引起典型的少免疫（pauciimmune）沉积性肾小球肾炎。

2. 细胞免疫

微小病变和局灶节段性肾小球硬化症患者循环中存在血管通透性因子；急进性肾炎早期肾小球内常可发现较多的单核细胞；动物实验证实输注致病性的 T 细胞本身就可以诱发肾小球肾炎。因此细胞免疫在肾小球肾炎发病机制中的重要作用得到认可。

（二）炎症反应

免疫反应需引起炎症反应才能导致肾小球损伤及其临床症状。

1. 炎症细胞

主要包括单核吞噬细胞、中性粒细胞、嗜酸性粒细胞及血小板等。炎症细胞可产生多种炎症介质，造成肾小球炎症病变。近年发现肾小球固有细胞（如系膜细胞、内皮细胞和足细胞）具有多种免疫球蛋白和炎症介质的受体，也能分泌多种炎症介质和细胞外基质（ECM），它们在免疫介导性肾小球炎症中并非单纯的无辜受害者，而有时是主动参加者，肾小球细胞自分泌、旁分泌在肾小球疾病发生、发展中具有重要意义。

2. 炎症介质

一系列具有致炎作用的炎症介质在肾炎发病机制中发挥了重要作用。炎症介质可通过收缩或舒张血管影响肾脏局部的血流动力学，可分别作用于肾小球及间质小管等不同细胞，通过影响细胞的增殖、自分泌和旁分泌，影响 ECM 的分泌和降解，从而介导炎症损伤及其硬化病变。

【分类】

原发性肾小球疾病目前常用的分类方法包括病理分型和临床分型。

（一）原发性肾小球疾病的病理分型

肾小球疾病依据基本病变的性质和病变累及的范围可分为以下几种病理类型。

（1）轻微肾小球病变。

（2）局灶节段性病变：包括局灶性肾小球肾炎和局灶节段性肾小球硬化。

（3）弥漫性肾小球肾炎

①膜性肾病。②增生性肾小球肾炎：a. 系膜增生性肾小球肾炎；b. 毛细血管内增生性肾小球肾炎；c. 系膜毛细血管性肾小球肾炎；d. 新月体性肾小球肾炎；e. 致密物沉积肾小球肾炎。③硬化性肾小球肾炎。④未分类的肾小球肾炎

（二）原发性肾小球疾病的临床分型

肾小球疾病的临床分型可根据临床表现分为肾炎综合征和肾病综合征。以肾小球源性血尿为主要表现，常伴有蛋白尿，但也可以为单纯血尿，可有水肿和高血压的疾病为肾炎综合征。根据起病急缓又可分为急性肾炎综合征、慢性肾炎综合征和急进性肾炎综合征。肾病综合征以大量蛋白尿和低蛋白血症为主要表现，常伴有水肿和高脂血症。

肾活组织检查是确定肾小球疾病病理类型和病变程度的必要手段，而正确的病理诊断又必须与临床紧密结合。同一病理类型可有多种临床表现，而同种临床表现又可见于不同的病理类型。

二、急性肾小球肾炎

急性肾炎是急性肾小球肾炎的简称，是以急性肾炎综合征为主要临床表现的一组疾病。其特点为起病急，患者出现血尿、蛋白尿、水肿和高血压，并可伴有暂时性肾功能损害。多发于链球菌感染后，其他细菌、病毒和寄生虫感染后也可引起。本节介绍链球菌感染后急性肾炎。

【病因与发病机制】

患者常因感染 β 溶血性链球菌即"致肾炎菌株"而致病。常见于上呼吸道感染（多为扁桃体炎）、猩红热、皮肤感染（多为脓疱疮）等链球菌感染后。本病主要是由感染所诱发的免疫反应引起，目前认为链球菌的致病抗原系胞质成分或分泌蛋白（外毒素 B 及其酶原前体），诱发免疫反应后可通过循环免疫复合物沉积于肾小球致病，或种植于肾小球的抗原与循环中的特异抗体相结合形成原位免疫复合物而致病。自身免疫反应、补体异常活化也可能参与了发病机制，导致肾脏病变。

【临床表现】

本病高发于 2~6 岁儿童，男性多见。发病前常有前驱感染，如皮肤感染、呼吸道感染，潜伏期为 1~3 周，平均 10 天。起病多较急，病情轻重不一，轻者可无明显临床症状，仅表现为镜下血尿及血清补体异常，重者表现为少尿型急性肾衰竭。大多预后较好，常在数月内自愈。

（一）尿液异常

多数患者有肾小球源性血尿，半数患者可有肉眼血尿，常为患者就诊原因。可伴有轻、中度蛋白尿，少数患者（<20%患者）有肾病综合征的大量蛋白尿。水肿时尿量减少，一日尿量降至 400~700mL，持续 1~2 周后增多，无尿提示病情严重。

（二）水肿

90%患者有水肿，常为起病的初发表现，为晨起眼睑水肿或伴有双下肢凹陷性水肿。严重者可出现全身性水肿、胸水和腹水。

（三）高血压

见于 80%的患者，多为暂时的轻、中度高血压，主要与水钠潴留有关，积极利尿治疗后血压可很快恢复正常，约半数患者需降压治疗。儿童患者偶见高血压脑病的表现。

（四）肾功能异常

部分患者在起病早期可出现少尿、一过性肾功能受损（表现为血肌酐水平轻度升高），随尿量增加，常于 1～2 周后而恢复至正常，急性肾衰竭仅见极少数患者。

（五）心力衰竭

多见老年患者。与水钠潴留、循环血量过多有关，在起病后 1～2 周内发生，但也可为首发症状。患者可有颈静脉怒张、奔马律和肺水肿症状，常需紧急处理。

【实验室及其他检查】

（一）尿液检查

几乎所有患者均有镜下血尿，尿沉渣中常有白细胞管型、上皮细胞管型，并可见红细胞管型、颗粒管型。尿蛋白多为+～++，少数患者可有大量蛋白尿。

（二）抗链球菌溶血素"O"抗体（ASO）

测定有链球菌感染，ASO 效价明显升高，其效价高低与链球菌感染严重性相关。咽部感染的患者，90% ASO 效价在 3～5 周达高峰而后逐渐下降，可高于 200U。早期应用青霉素可降低效价。

（三）血清补体测定

于发病初期总补体（CH_{50}）及补体 C_3 均明显下降，8 周内逐渐恢复至正常水平。

（四）肾功能检查

偶有肾小球滤过率轻度降低，出现一过性血尿素氮升高。

【诊断要点】

链球菌感染后 1~3 周出现肾炎综合征典型表现：血尿、蛋白尿、水肿和高血压，甚至少尿及肾功能不全，血清 C_3 降低，发病 8 周内病情逐渐减轻至完全恢复者，即可诊断为急性肾小球肾炎。行肾活组织检查可明确诊断，确诊病理类型。

【处理原则】

以卧床休息、对症处理为主，急性肾衰竭患者应予短期透析。本病为自限性疾病，不宜使用糖皮质激素及细胞毒药物治疗。

（一）一般治疗

急性期应卧床休息，肉眼血尿消失、水肿消退及血压恢复正常可适当下床活动。根据病情予以特殊的饮食治疗。急性期应予低盐（每天 3g 以下）饮食。明显水肿、高血压者应限制水钠摄入。肾功能正常者不需限制蛋白质入量，但肾功能不全时可考虑限制蛋白质摄入，并以优质动物蛋白为主。

（二）对症治疗

包括利尿消肿、降血压、预防心脑并发症的发生。休息、低盐和利尿后高血压控制仍不满意时，可加用降压药物。

（三）控制感染灶

选用青霉素、头孢菌素等无肾毒性抗生素治疗有上呼吸道或皮肤感染者，一般不主张长期预防性使用抗生素。对于反复发作的慢性扁桃体炎，建议病情稳定后行扁桃体摘除术。

（四）透析治疗

本病有自愈倾向，一般无须长期透析。发生急性肾衰竭且有透析指征者，应及时给予短期透析治疗。

【护理诊断/问题】

（一）体液过多

与肾小球滤过率下降导致水钠潴留有关。

（二）有皮肤完整性受损的危险

与皮肤水肿、营养不良有关。

（三）活动无耐力

与疾病所致高血压、水肿等有关。

（四）潜在并发症

急性左心衰竭、高血压脑病、急性肾衰竭。

【护理措施】

（一）一般护理

1. 休息与活动

急性期患者应绝对卧床休息2~3周，部分患者需卧床休息4~6周，待肉眼血尿消失、水肿消退、血压恢复正常后，方可逐步增加活动量，但1~2年内应避免重体力劳动。

2. 饮食护理

根据病情调节水、钠盐、蛋白质的摄入。急性期应严格限制钠的摄入，以减轻水肿和心脏负担。盐的摄入量应低于每天 3g。病情好转，水肿消退、血压下降后，可由低盐饮食逐渐转为正常饮食。除了限制钠盐外，还应注意控制水和钾的摄入，尤其尿量明显减少者。另外，应根据肾功能调整蛋白质的摄入量，氮质血症时应适当减少蛋白质的摄入，同时注意给予足够的热量和维生素。

（二）心理护理

告知患者绝大多数急性肾小球肾炎预后良好，解除忧虑，积极配合治疗。

（三）健康教育

1. 疾病预防指导

讲解保暖、加强个人卫生等预防上呼吸道或皮肤感染的措施。告诉患者患感冒、咽炎、扁桃体炎和皮肤感染后，应及时就医，因为急性肾小球肾炎的发生与呼吸道感染或皮肤感染关系密切。

2. 疾病知识指导

向患者及家属介绍本病为自限性疾病，预后良好，避免出现不良情绪。患者痊愈后可适当参加体育活动，但告知其完全康复可能需要 1～2 年，其间不应从事重体力劳动，避免劳累。当临床症状消失后，蛋白尿、血尿等可能仍然存在，故应定期随访，监测病情。

三、急进性肾小球肾炎

急进性肾小球肾炎简称急进性肾炎，是一组以少尿、血尿、蛋白尿、水肿和高血压等急性肾炎综合征为临床表现，肾功能急剧恶化，短期内出现少尿性急性肾衰竭的临床综合征。病理特点为肾小球囊腔内广泛新月体形成，故又称为新月体性肾小球肾炎。

【病因与发病机制】

急进性肾小球肾炎包括原发性急进性肾小球肾炎、继发性急进性肾小球肾炎和在原发性肾小球疾病基础上形成的新月体性肾小球肾炎。本节重点讨论原发性急进性肾小球肾炎。

急进性肾小球肾炎的基本发病机制为免疫反应，根据免疫病理表现不同可分为 3 型。Ⅰ 型为抗肾小球基底膜型，系抗肾小球基底膜抗体与肾小球基底膜抗原结合，激活补体而致病；Ⅱ 型为免疫复合物型，系循环免疫复合物沉积或原位免疫复合物种植于肾小球，激活补体而致病；Ⅲ 型为少免疫复合物型，患者血清抗中性粒细胞胞质抗体（ANCA）常呈阳性。

RPGN 患者可有上呼吸道感染的前驱病史，Ⅱ 型多见，致病抗原可能为细菌或病毒，但感染与 RPGN 发病的关系尚未明确。接触某些有机化学溶剂、碳氢化合物如汽油，与 RPGN Ⅰ 型发病有较密切的关系。某些药物如丙硫氧嘧啶、肼苯达嗪等可引起 RPGNID 型发病。RPGN 的诱发因素有吸烟、吸毒、接触碳氢化合物等。

本病病理类型为新月体性肾小球肾炎（毛细血管外增生性肾炎），光镜下 50% 以上的肾小囊腔内有大量新月体形成，早期为细胞性新月体，后期可逐渐发展为纤维性新月体，最后导致肾小球硬化。

【临床表现】

RPGN 患者可见于任何年龄，男：女比例 2：1。临床表现类似急性肾炎少尿、血尿、蛋白尿、水肿、高血压。本病发病急，发病前可有链球菌感染史。发病时可见疲乏、无力、体重下降、发热、腹痛等全身症状，并出现少尿、无尿、贫血、高血压。

【实验室及其他检查】

(一) 尿液检查

常为肉眼血尿，镜下可见大量红细胞、白细胞和红细胞管型。尿蛋白常呈阳性，程度+~++++不等。

(二) 肾功能检查

血肌酐、血尿素氮进行性升高，内生肌酐清除率进行性下降。

(三) 免疫学检查

Ⅱ型可有血液循环免疫复合物和冷球蛋白阳性，血清补体 C3 水平降低；Ⅰ型可有血清肾小球基底膜抗体阳性；Ⅲ型常有 ANCA 阳性。

(四) B 超检查

半数患者双侧肾脏增大。

(五) 肾活组织检查

有利于确诊，可估计病变程度、病程阶段、治疗有效的可能性，有助于制订治疗方案和估计预后。

【诊断要点】

根据急性起病、病程进展迅速、少尿或无尿、血尿、蛋白尿和进行性肾功能损害等典型临床表现，可初步诊断。肾活检显示 50% 以上肾小球有新月体形成，在排除继发因素后可确诊。

【处理原则】

本病的治疗关键在于早期诊断和及时强化治疗，治疗措施的选择取决于疾病的病理类型和病变程度。

（一）强化疗法

1. 甲泼尼龙冲击联合环磷酰胺治疗

甲泼尼龙 0.5~1.0g 溶于 5% 葡萄糖中静脉点滴，每天或隔天 1 次，3 次为 1 疗程，两疗程间隔 3~5 天，一般 1~3 个疗程。甲泼尼龙冲击疗法需要辅以泼尼松和环磷酰胺常规口服，泼尼松口服 1mg/（kg·d），2~3 个月后开始逐渐减至维持量，再维持治疗 6~12 个月后继续减量至停药；环磷酰胺口服 2~3mg/（kg·d），总量 6~8g。该疗法适用于Ⅱ、Ⅲ型急进性肾小球肾炎，对Ⅰ型疗效较差，应注意继发感染和水、钠潴留等不良反应。

2. 血浆置换疗法

主要用于Ⅰ型急进性肾小球肾炎，但需早期施行。血浆置换疗法指用血浆置换机分离患者的血浆和血细胞，弃去患者血浆后，以等量正常人血浆或血浆白蛋白与患者血细胞一起重新输入体内，每天或隔天 1 次，每次置换血浆 2~4L，直至血清抗体转阴或病情好转，一般需置换 10 次左右。此疗法需同时联合泼尼松及细胞毒药物口服治疗。

（二）替代治疗

急性肾衰竭符合透析指征的患者应及早行透析治疗。强化治疗无效而进入终末期肾衰竭的患者，应予以长期维持透析治疗或在病情稳定半年至 1 年，血中致病抗体转阴后做肾移植。

（三）对症治疗

包括利尿、降压、抗感染和纠正水、电解质、酸碱平衡紊乱等。

【护理诊断/问题】

（一）潜在并发症

急性肾衰竭。

（二）体液过多

与肾小球滤过率下降、大剂量激素治疗导致水钠潴留有关。

（三）有感染的危险

与激素、细胞毒药物的应用，血浆置换、大量蛋白尿致机体抵抗力下降有关。

（四）恐惧

与病情进展快、预后差有关。

【护理措施】

（一）一般护理

注意休息，避免劳累，急性期患者应绝对卧床休息。

（二）病情观察

密切观察病情，及时识别急性肾衰竭的发生。有以下监测内容。①尿量：若尿量迅速减少或出现无尿，往往提示发生了急性肾衰竭。②血肌酐、血尿素氮及内生肌酐清除率：急性肾衰竭时可出现血肌酐、血尿素氮水平快速地进行性升高，内生肌酐清除率快速下降。③血清电解质：重点观察有无高钾血症，急性肾衰竭常可出现血钾升高，可诱发各种心律失常，甚至心搏骤停。④其他：有无食欲明显减退、恶心、呕吐，有无气促、端坐呼吸等。

（三）用药护理

严格遵医嘱用药，密切观察激素、免疫抑制剂、利尿剂的疗效和不良反应。糖皮质激素可导致水钠潴留、血压升高、血糖上升、精神兴奋、消化道出血、骨质疏松、继发感染、伤口不愈合及类肾上腺皮质功能亢进症的表现如满月脸、水牛背、多毛、向心性肥胖等。对于肾脏疾病患者，使用糖皮质激素后应特别注意有无水钠潴留、血压升高和继发感染，因这些不良反应可加重肾损害，导致病情恶化。此外，大剂量激素冲击疗法可明显抑制机体的防御能力，必要时需对患者实施保护性隔离，防止继发感染。利尿剂的不良反应观察具体参见本章第一节"肾源性水肿"的护理。

（四）预防感染的护理

（1）定期进行病室空气消毒，告知家属减少探视的人员和次数，以免发生交叉感染。

（2）加强全身皮肤和口腔黏膜的清洁卫生，对水肿部位应保证皮肤完整，加强翻身。注意观察口腔黏膜情况，定时行咽拭子培养，每日用碳酸氢钠漱口，预防真菌感染。

（3）对于有颈静脉插管行血浆置换治疗的患者，要加强对颈静脉插管处的皮肤护理。保持插管处干燥清洁，定期更换插管处敷料，同时指导患者保护好管道，勿扭曲及污染，当敷料受潮或污染时，应及时消毒和更换。

（4）监测生命体征变化，尤其是体温的变化，体温升高，提示可能存在感染，应早期发现感染灶，及早治疗。当体温超过38.5℃时，应抽血进行血培养，怀疑有颈静脉插管感染时应从插管处抽血行血培养，必要时拔管行管道培养，再重新置管。

（五）心理护理

告知患者早期合理治疗可使部分患者病情得到缓解，少数患者肾功能可完全恢复。本病缓解后远期转归多数逐渐转为慢性病发展为慢性肾衰竭，部分长期维持缓解，少数复发。增强治疗信心，积极配合治疗。

（六）健康教育

1. 疾病预防指导

告知患者注意保暖，避免受凉、感冒，戒烟，减少接触有机化学溶剂和碳氢化合物的机会。

2. 疾病知识指导

介绍本病的疾病特点，告知避免感染、避免摄入大量蛋白质以及避免使用肾毒性药物、避免劳累，以保护肾功能。急性期绝对卧床休息。

3. 用药指导与病情监测

督促患者及家属不可擅自更改用药和停止治疗；告知激素及细胞毒药物的作用、不良反应和服药的注意事项，鼓励患者配合治疗。病情需较长时间的随访，以防止疾病复发及恶化。

四、慢性肾小球肾炎

慢性肾小球肾炎简称慢性肾炎，是一组以血尿、蛋白尿、高血压和水肿为临床表现的肾小球疾病。临床特点为病程长，起病初期常无明显症状，以后缓慢持续进行性发展，最终可致慢性肾衰竭。

【病因与发病机制】

慢性肾炎仅有少数是由急性肾炎迁延不愈发展而至，多数病因不明。发病机制主要与原发病的免疫炎症损伤有关，非免疫因素包括肾小球内的高灌注、高滤过、高压状态促使肾小球硬化，亦加重肾脏损伤。

【临床表现】

本病以中青年男性多见。多数起病隐匿，可见蛋白尿、血尿、高血压、水肿基本临床表现，有不同程度肾功能减退，病情时轻时重、迁延，渐进性发展为慢性肾衰竭。早期可有乏力、疲倦、腰部疼痛、食欲差，水肿时有时无，且多为眼睑和（或）下肢的轻中度水肿。有的患者血压（特别是舒张压）持续性中等以上程度升高，严重者可有眼底出血、渗出，甚至视盘水肿。部分患者可因为感染、劳累呈急性发作，或用肾毒性药物后病情急骤恶化，及时去除诱因和适当治疗后病情可一定程度缓解，但也可能由此进入不可逆的慢性肾衰竭。

慢性肾炎临床表现呈多样性，个体差异较大，特别注意因某一表现突出而易造成误诊。如慢性肾炎高血压突出而易误诊为原发性高血压，应予以注意。

【实验室及其他检查】

（一）尿液检查

多数尿蛋白+~+++，尿蛋白定量为 1~3g/24h，镜下可见多形性红细胞，可有红细胞管型。

（二）血常规检查

早期血常规检查多正常或轻度贫血。晚期红细胞计数和血红蛋白水平明显下降。

（三）肾功能检查

晚期血肌酐和血尿素氮增高，内生肌酐清除率明显下降。

（四）B超检查

晚期双肾缩小，皮质变薄。

【诊断要点】

凡尿化验异常（蛋白尿、血尿）、伴或不伴水肿及高血压病史达 3 个月以上，无论有无肾功能损害均应考虑此病，排除继发性肾小球肾炎及遗传性肾小球肾炎后，临床上可诊断为慢性肾炎。

【处理原则】

以防止和延缓肾功能进行性恶化、改善临床症状以及防止严重并发症为主要目的，而不以消除尿红细胞或尿蛋白为目标。可采用以下综合治疗措施。

（一）限制蛋白及磷的入量

肾功能不全患者应限制蛋白及磷的入量，采用优质低蛋白饮食。

（二）积极控制高血压和减少尿蛋白

高血压和蛋白尿是加速肾小球硬化、促进肾功能恶化的重要因素，积极控制高血压和减少蛋白尿是两个重要的环节。高血压的治疗目标：把血压控制在理想水平（<130/80mmHg）。尿蛋白的治疗目标：争取减少至<1g/d。

慢性肾炎常有水、钠潴留引起的容量依赖性高血压，故高血压患者应限盐；可选用噻嗪类利尿剂，如氢氯噻嗪 12.5~25mg/d。时，噻嗪类无效应改用袢利尿剂，但一般不宜过多和长久使用。ACEI 和 ARB 除具有降低血压作用外，还有减少蛋白尿和延缓肾功能恶化的肾脏保护作用。

（三）糖皮质激素和细胞毒药物

一般不主张积极应用，但是如果患者肾功能正常或仅轻度受损，病理类型较轻（如轻度系膜增生性肾炎、早期膜性肾病等），而且尿蛋白较多，无禁忌证者可试用，无效者则应及时逐步撤去。

（四）避免加重肾脏损害的因素

感染、劳累、妊娠及肾毒性药物（如氨基糖苷类抗生素、含马兜铃酸的中药等）均可能损伤肾脏，导致肾功能恶化，应予避免。

【护理诊断/问题】

（一）体液过多

与肾小球滤过率下降导致水钠潴留等因素有关。

（二）有营养失调的危险：低于机体需要量

与低蛋白饮食，长期蛋白尿致蛋白丢失过多有关。

（三）焦虑

与疾病的反复发作、预后不良有关。

（四）潜在并发症

慢性肾衰竭。

【护理措施】

（一）一般护理

1. 休息

提供安静舒适的休息环境，保证患者睡眠充足。

2. 饮食护理

提供低盐、低脂、低磷、优质低蛋白、高热量、丰富维生素饮食。慢性肾炎患者肾功能减退时应予以优质低蛋白饮食 $0.6 \sim 0.8g/$（kg. d）。低蛋白饮食时，应适当增加碳水化合物的摄入，以满足机体生理代谢所需要的热量，避免因热量供给不足加重负氮平衡。控制磷的摄入，同时注意补充多种维生素及锌元素，因锌有刺激食欲的作用。水肿者限制水钠摄入，水为前一日尿量再加 500mL，钠每日不超过 3g。尿少者限制钾的摄入。

（二）病情观察

观察口唇、指甲和皮肤色泽有无苍白；定期监测体重；检测血红蛋白浓度和人血白蛋白浓度是否降低。应注意体重指标不适合水肿患者的营养评估。准确记录24小时出入量，监测血压体重每日2次，监测血液电解质的变化。按医嘱正确使用利尿剂和降压药，并观察药物的作用和不良反应。

（三）心理护理

（1）向患者介绍疾病的基本知识、临床表现、治疗措施，消除患者的顾虑，保持良好情绪。

（2）建立良好的护患关系，使患者愿意向护士倾诉。

（3）观察患者的情绪变化，指导患者保持乐观的积极情绪，密切配合治疗及护理。

（四）健康教育

1. 疾病知识指导

使患者及家属掌握临床表现，及时发现病情的变化。指导患者避免感染、劳累、接种、妊娠和应用肾毒性药物等因素，建立良好的生活方式，延缓病情进展。

2. 饮食指导

向患者解释优质低蛋白、低磷、低盐、高热量饮食的重要性，指导患者根据自己的病情选择合适的食物和量。

3. 用药指导与病情监测

介绍各类降压药的疗效、不良反应及使用时的注意事项。告诉患者血管紧张素转换酶抑制剂可致血钾升高，以及高血钾的表现等。慢性肾炎病程长，需定期随访疾病的进展，包括肾功能、血压、水肿等的变化。

第三章　血液系统疾病患者的护理

血液系统疾病是指原发或主要累及血液和造血器官及造血组织的疾病，包括各类红细胞疾病、白细胞疾病和出血及血栓性疾病。临床主要表现为外周血中的细胞和血浆成分的病理性改变，机体免疫功能低下以及出、凝血功能的紊乱，还可出现骨髓、脾、淋巴结等造血组织和器官的结构及功能异常。近年来，由于生活环境和生活方式的改变、环境污染等因素导致血液病的发病率逐年升高。但同时由于基础医学和临床医学的结合使血液病的研究及预后有了突飞猛进的发展。目前血液病在发病机制、诊断、治疗及药物疗效的观察与评价等方面都达到了更高的水平，治疗已从单纯的化疗进展为诱导分化、靶基因治疗、造血干细胞移植，从而使血液病的预后有了明显的改善。如儿童急性淋巴细胞白血病和成人急性早幼粒细胞白血病治愈率可达 75%。血液病专科护理的发展，如营养支持、成分输血、层流床的使用、各种化疗药物的配置与应用、特殊导管（如外周穿刺中心静脉导管技术、输液港）的置入与维护等，提高了疾病的缓解率，改善了患者的生活质量，延长了患者寿命。

第一节　概　述

一、血液系统的结构与生理功能

（一）血液的组成及血细胞的生理功能

1. 造血器官及血细胞的生成

造血器官和组织包括骨髓、脾、淋巴结及分布在全身各处的淋巴组织和单核吞噬细胞系统。卵黄囊是胚胎早期的造血场所，卵黄囊退化后，肝、脾成为机体主要的造血器官；胎儿自第 4~5 个月后，肝、脾造血功能逐渐减退，骨髓成为主要的造血器官，直至终生。但当骨髓没有储备能力，而机体又需要额外造血时，肝、脾可部分的恢复造血功能，发生髓外造血。

2. 血液组成及血细胞的生理功能

血液由血细胞和血浆组成。其中血浆约占血液容积的 55%，血细胞包括红细胞、白细胞和血小板，约占血液容积的 45%。

成熟红细胞呈双凹圆盘形，内无细胞核和细胞器，而是充满具有结合和输送 O_2 和 CO_2 功能的血红蛋白。红细胞具有可塑变形性、渗透脆性与悬浮稳定性等生理特性。这些生理特性改变将会导致相关疾病如溶血性贫血等。网织红细胞是指一种存在于外周血液中的尚未完全成熟的红细胞，其胞质内有残留的核糖体，尚存一些合成血红蛋白的功能。网织红细胞计数是反映骨髓造血功能的重要指标。

白细胞包括中性粒细胞、嗜酸性粒细胞、嗜碱性粒细胞、单核细胞及淋巴细胞。白细胞具有变形、趋化、游走与吞噬等生理特性，是机体防御系统的重要组成部分。白细胞数量减少或功能异常导致机体易发生感染。

血小板是从骨髓成熟的巨核细胞脱落的小块细胞胞质，主要参与机体的止血与凝血过程。若血小板减少或功能障碍可致出血。

血浆成分复杂，含有多种溶质，如电解质、白蛋白、球蛋白、纤维蛋白原、凝血及抗凝血因子、激素、补体、抗体等。

（二）血液系统疾病的分类

血液系统疾病通常分为以下几类。

1. 红细胞疾病

如各类贫血、红细胞增多症、遗传性椭圆形红细胞增多症、高铁血红蛋白血症、血红蛋白合成缺陷的卟啉病等。

2. 粒细胞疾病

粒细胞缺乏、类白血病反应等。

3. 单核细胞和巨噬细胞疾病

恶性组织细胞病等。

4. 淋巴细胞和浆细胞疾病

如各类淋巴瘤、急慢性淋巴细胞白血病、多发性骨髓瘤。

5. 造血干细胞疾病

如再生障碍性贫血、阵发性睡眠性血红蛋白尿、骨髓增生异常综合征等。

6. 出血及血栓性疾病

血小板减少性紫癜、血友病、过敏性紫癜、弥散性血管内凝血（DIC）和遗传性出血性毛细血管扩张症等。

二、血液系统疾病的常见症状体征及护理

【常见症状与体征】

（一）贫血

贫血是血液病最常见的症状之一，是指单位容积内红细胞计数、血红蛋白量及血细胞比容均低于正常范围下限。贫血不是一种独立的疾病，许多系统的疾病均可引起贫血的症状。

（二）出血或出血倾向

血小板数量减少及功能异常、血管脆性或通透性增加、血浆中凝血因子缺乏及循环血液中抗凝血物质增加，均可导致出血或出血倾向。患者多表现为自发性出血或轻度受伤后出血不止。皮肤、牙龈及鼻腔出血最多见，还可发生关节腔、肌肉和眼底出血。严重者可表现为内脏出血，如消化道出血（呕血、便血）、泌

尿道出血（血尿）及女性生殖道出血（月经出血）等，甚至可发生颅内出血而死亡。血管脆性增加及血小板异常所致的出血多表现为皮肤黏膜瘀点、瘀斑；凝血因子缺乏引起的出血常有关节腔出血或软组织血肿。

（三）发热

发热是血液病患者的常见症状，大多是由于白细胞数量减少与功能缺陷、免疫抑制剂的应用及贫血或营养不良等致机体抵抗力下降，继发感染而致。此外，也可由非感染性因素所致，如肿瘤细胞所产生的内源性致热因子（如 TNF、IL-1 等），或由于未成熟白细胞的迅速生长与破坏，导致蛋白分解作用、基础代谢率增强等所致。此外，白血病浸润及颅内出血时也可直接侵犯体温调节中枢造成其功能失调而导致发热。

（四）骨、关节疼痛

血液病常出现骨痛，与肿瘤细胞过度增生或局部浸润，导致骨髓腔压力增高、局部瘤块形成及压迫、骨质疏松或溶骨性破坏、病理性骨折等有关。白血病患者骨髓腔内充满大量白血病细胞，腔内压力增大，可致胸骨压痛，是白血病的典型症状。多发性骨髓瘤的患者常因异常浆细胞浸润骨骼导致骨质疏松或骨质破坏，而以骨痛为首发表现。

【护理评估】

在全面收集患者的主、客观资料的基础上，对血液系统疾病患者进行护理评估应着重注意以下内容。

（一）健康史

1. 患病及诊疗经过

（1）患病经过：了解患者患病的起始时间、起病方式，主要症状及伴随症状，如发热、出血、疲乏无力等；询问患者发热、出血、贫血等出现的急缓、发热的热度及热型。有无感染的诱因，如过度疲劳、受凉、与感染性疾病患者的接触史（感冒等）、皮肤黏膜的损伤、肛裂、各种侵入性治疗和护理管道（如导尿管、留置针）等；有无相关感染灶的临床表现，如咽部不适或咽痛、咳嗽、咳痰、膀胱刺激征、肛周疼痛、女患者外阴瘙痒及分泌物异常等。询问出血的部位、出血的伴随症状与体征。女性患者注意询问月经状况。询问有无出血的诱因，如血友病患者常在外伤、小手术等时出血。

（2）诊治经过：询问患者曾做过何种检查，结果如何。使用的治疗方案，曾用药物的名称或种类、用法，有无药物不良反应等。

（3）目前状况：患病对患者日常生活及自理能力造成的影响，如乏力是否影响活动，患病后食欲、饮食、睡眠等的变化等。

2. 既往史

了解患者是否患有可能与血液病发病及预后相关的疾病，如肝脏疾病、肾脏疾病、胃炎等胃肠道疾病及系统性红斑狼疮等风湿性疾病等。是否合并高血压、糖尿病、心脏疾病等。

3. 生活史

了解患者是否长期处在污染环境中，如矿区、化工厂等；有无化学物质、装修污染等接触史，是否服用某些可导致血液系统疾病的药物等，了解患者的饮食习惯，有无挑食、偏食或素食习惯，女患者还需了解患者月经史和妊娠分娩史，常有助于贫血的诊断。

4. 家庭史

注意询问患者有无血友病、某些溶血性疾病、白血病的家庭史。

（二）身体状况

观察患者的生命体征，尤其是体温变化；观察患者皮肤、黏膜是否苍白，有无黄疸，有无瘀点、瘀斑及其数目、大小和分布状况，有无红肿溃烂，脓性分泌物；有无鼻腔及牙龈出血；口腔黏膜有无溃疡，牙龈有无出血、溢脓；咽和扁桃体有无充血、肿大；肺部有无湿啰音；腹部及输尿管有无压痛，肾区有无叩痛；肛周皮肤有无红肿、触痛，局部有无波动感；女性外阴分泌物性状、气味等。注意检查浅表淋巴结有无肿大，数目、大小、质地、活动度及压痛情况。了解患者有无胸骨中下段压痛及骨骼疼痛。注意检查腹部有无包块，有无肝脾肿大，尤其是脾肿大，常是慢性粒细胞白血病的突出特征。观察患者关节有无肿胀、压痛、畸形及功能障碍等。头痛患者注意检查瞳孔和脑膜刺激征。

（三）心理–社会状况

1. 对疾病的认识

了解患者对疾病的发生、发展、病程、治疗及预后的认识情况及其态度。

2. 心理状况

了解患者有无各种负性情绪，如抑郁、焦虑、悲观、绝望等，是否存在角色适应不良和应对无效的情况。

3. 社会支持系统

了解患者的家庭组成、经济状况、相互关系、教育背景等基本情况；询问患者的主要照顾者对患者所患疾病的认识及对患者的关怀和支持程度；明确医疗费用的来源或医疗负担水平及出院后继续就医的条件。

（四）实验室及其他检查

1. 血常规

是临床血液病诊断不可缺少的实验手段。包括血细胞计数、血红蛋白测定、网织红细胞计数及血涂片进行血细胞形态学检查。

（1）红细胞数量及形态改变、血红蛋白数量变化：贫血时红细胞及血红蛋白数量减少，并可据其判断贫血的严重程度；发生红细胞增多性疾病时，红细胞及血红蛋白值增高。红细胞体积小、着色浅多见于缺铁性贫血；大红细胞见于巨幼细胞贫血；球形红细胞增多见于遗传性球形红细胞增多症；详见本章第二节

"贫血"。

（2）白细胞数量及形态改变：粒细胞增多见于类白血病反应、白血病，特别是慢性粒细胞白血病时粒细胞显著增多，外周血可见大量幼稚细胞；粒细胞减少见于粒细胞缺乏、再生障碍性贫血、骨髓增生异常综合征等；嗜酸性、嗜碱性粒细胞增多见于慢性粒细胞白血病等。

（3）血小板数量及形态改变：血小板减少常见于再生障碍性贫血、血小板减少性紫癜、白血病、DIC 等；血小板增多见于骨髓增生性疾病、脾切除术后。

（4）网织红细胞计数：网织红细胞增多说明骨髓红系造血活跃，见于溶血性贫血、失血性贫血等。网织红细胞减少，说明骨髓造血功能低下，常见于再生障碍性贫血。

2. 骨髓检查

骨髓检查是血液病的确诊依据。

（1）骨髓涂片检查：可以观察骨髓增生程度、粒/红比值，原始细胞情况，并可进行血细胞化学染色，对诊断血液系统疾病，鉴别白血病、再障、多发性骨髓瘤、巨幼细胞贫血等疾病有重要意义。

（2）骨髓活组织检查：取骨髓组织作切片进行病理组织学检查，以了解骨髓造血细胞的密度、骨髓造血间质的改变、骨组织结构变化等，与骨髓细胞学相互配合和补充，弥补骨髓涂片检查的某些不足，具有重要的临床应用价值。

3. 血液生化检查

（1）血清铁蛋白、血清铁、总铁结合力、运铁蛋白饱和度、红细胞内游离原卟啉、转铁蛋白受体等可反映铁储存、铁利用不良或铁过多。

（2）叶酸、维生素 B_{12} 测定，可判断巨幼细胞贫血。

（3）酸溶血实验、胆红素等有助于溶血性贫血的诊断。

（4）尿酸和乳酸脱氢酶活性升高，常见于白血病、淋巴瘤治疗时。

4. 免疫学、细胞遗传学及分子生物学检查

（1）白血病的免疫分型：不同发育阶段细胞的表面或胞质内可出现不同的

标记物，这是利用单克隆抗体进行白血病免疫分型的基础。如 CD1～CD8、CD27～CD29 是 T 淋巴细胞标志，CD9、CD10、CD19～CD24 等是 B 淋巴细胞标志。

（2）染色体检查：继 Ph 染色体的发现后，对血液系统恶性肿瘤的染色体异常已进行了广泛研究。血液病的染色体异常包括数量和结构的异常，数量异常分为整倍体异常和非整倍体异常；结构异常有断裂、缺失、重复、易位和倒位等。如急性早幼粒细胞白血病出现 t（15；17）。

（3）基因诊断：许多血液疾病可进行基因诊断，基因诊断直接针对致病基因，使诊断更准确，还可以深入探讨基因变异类型与临床进程及预后的关系，更是基因治疗的依据。如慢性粒细胞白血病出现 *bcr/abl* 融合基因等。

（五）其他

可进行淋巴结活检以及脑脊液等细胞学病理检查，对淋巴瘤、中枢神经白血病的诊断有重要意义。影像学检查如超声显像、电子计算机体层显像（CT）、磁共振显像（MRI）及正电子发射计算机体层显像（PET）、放射性核素检查等对血液病的诊断也有很大的帮助。

【护理诊断/问题】

（一）有损伤的危险：出血

与血小板减少、凝血因子缺乏、血管壁异常有关。

（二）有感染的危险与粒细胞减少或功能异常有关。

（三）体温过高

与感染、肿瘤细胞的高度分化与增生有关。

（四）活动无耐力

与贫血所致组织缺氧有关。

【护理目标】

（1）患者皮肤、黏膜、内脏等未发生出血。

（2）患者自述乏力减轻。

（3）患者体温得到有效控制，逐渐降至正常范围。

（4）患者未发生感染。

【护理措施】

（一）一般护理

1. 环境

提供安静、舒适的病室环境，保持室内空气清新、洁净，经常通风，但要避免风直接吹向患者。维持室温 20 ~ 24℃、湿度 55% ~ 60%，防止鼻出血。患者应穿透气棉质的衣服，及时擦拭汗液，并随时更换汗湿的衣物。若有寒战应给予保暖。

2. 休息与活动

贫血患者应多卧床休息。出血患者，若出血较轻仅局限于皮肤黏膜者，原则上无须太多限制活动；若血小板计数<$50×10^9$/L，应减少活动，增加卧床休息时间；严重出血或血小板计数<$20×10^9$/L 者，必须卧床休息，协助患者做好各种生活护理。

3. 饮食

鼓励患者进食高蛋白、高热量、高维生素清淡饮食，避免油腻、辛辣刺激食物。每日饮水 3000mL 以上。水果蔬菜要洗净去皮，预防消化道感染。消化道出血患者宜食用软食或半流质饮食，禁食过硬过粗糙的食物，大出血时应禁食。

（二）病情观察

严密观察体温的变化，监测外周血红细胞、白细胞、血小板计数。使用物理降温或药物降温时，应注意观察降温效果及患者的反应，防止患者发生虚脱。了解患者有无乏力、头晕等贫血症状，观察有无咽喉肿痛、咳嗽、咳痰、尿路刺激征、肛周脓肿等感染征象及感染控制情况。注意观察患者出血的部位、发展或消退情况，及时发现新的出血灶。

（三）症状体征的护理

1. 出血

（1）皮肤瘀点、瘀斑的预防及护理：保持床单平整，被褥衣裤柔软；避免肢体碰撞或外伤。勤剪指甲，洗浴时避免水温过高或用力揉搓。进行护理操作时动作轻柔，尽可能减少注射次数；静脉穿刺时，避免用力拍打，扎止血带不易过紧或时间过长。压迫穿刺部位至少5分钟，直至出血止住。

（2）鼻出血的预防及护理：①防止鼻黏膜干燥而出血：保持室内相对湿度，秋冬季节可局部使用液状石蜡或抗生素软膏。②避免人为诱发出血：指导患者勿抠鼻、用力擤鼻。③少量出血时，可用棉球或吸收性明胶海绵填塞，无效者用0.1%肾上腺素棉球或凝血酶棉球填塞，并局部冷敷。出血严重时，尤其是后鼻腔出血，可用凡士林油纱条行后鼻腔填塞术，术后每日两次用无菌液状石蜡滴入填塞纱条上，保持黏膜湿润，3天后可轻轻取出油纱条。若仍有出血，需更换油纱条重新填塞。由于行后鼻腔填塞术后，患者常被迫张口呼吸，应加强口腔护理，每日两次，增加患者的舒适感，并可避免局部感染。

（3）口腔出血、牙龈出血的预防及护理：为防止牙龈及口腔出血，指导患者用软毛牙刷刷牙，不用牙签剔牙；保持口腔清洁，进餐前后和睡觉前后用冷开水或生理盐水漱口；饮食宜软，勿烫，避免食用煎炸、带刺或含骨头的食物。进食过程中要细嚼慢咽，注意避免口腔黏膜的损伤或被鱼刺、骨头、硬果壳等刺伤；牙龈渗血时，可用0.1%肾上腺素棉球或明胶片局部贴敷牙龈或压迫止血，或局部涂抹三七粉、云南白药。用1%过氧化氢或生理盐水及时清除口腔陈旧血迹，以免口臭影响患者的食欲和情绪。

（4）关节腔出血或深部组织血肿的预防及护理：关节活动度不可过大，避免关节过度负重，避免剧烈运动。一旦发现有关节出血，要立即停止活动、卧床休息、抬高患肢，并将患肢置功能位，深部组织出血者要注意测量血肿范围，局部冰袋冷敷，同时可采取局部压迫止血，出血停止后改为热敷。

（5）内脏出血的护理：避免生硬、粗糙饮食。消化道小量出血，可进食温凉流质饮食，大量出血时，则应禁食，做好输血前准备，保持静脉通道通畅，保证液体和止血药物准确及时输入。月经过多者，遵医嘱给予性激素治疗。

（6）眼底出血及颅内出血的预防及护理：指导患者避免情绪激动、剧烈咳嗽，不用力揉搓眼睛，不用眼过度，预防眼底出血。血小板低于 $20×10^9$/L，应绝对卧床休息，减少活动，给予半流质少渣饮食，防止用力排便而引起颅内压增高导致颅内出血；若突发视野缺损或视力下降，常提示眼底出血。应尽快让患者卧床休息，减少活动，避免揉擦眼睛；若突然出现头痛、视物模糊、喷射性呕吐，甚至昏迷、双侧瞳孔大小不等颅内出血征象时，及时通知医生，做好以下急救配合工作。①立即去枕平卧，头偏向一侧，减少不必要的搬动。②随时吸出呕吐物，保持呼吸道通畅。③吸氧。④迅速建立两条静脉通道，遵医嘱快速静滴20%甘露醇、地塞米松、呋塞米，以降低颅内压，同时进行输血。⑤观察并记录生命体征、意识状态及瞳孔、尿量变化情况。做好重病交接班。⑥头置冰袋或冰帽。

（7）谨慎用药：避免使用可能影响血小板功能的药物，如阿司匹林、噻氯匹定等。避免对血小板明显降低的患者进行酒精擦浴。

2. 感染与发热

（1）预防呼吸道感染：保持室内空气清新、物品清洁，定期使用消毒液擦拭室内家具、地面，用紫外线或臭氧等空气消毒。提供单人房间，限制陪住和探视人员，避免到人群聚集的地方，避免与上呼吸道感染的患者接触，必要时戴口罩。当白细胞计数<$1×10^9$/L，中性粒细胞≤$0.5×10^9$/L 时，进行保护性隔离。

（2）预防口腔感染：由于患者经常发生口腔黏膜和牙龈出血，高热时唾液分泌减少等原因，患者易发生口腔感染，因此必须加强口腔护理。督促患者进餐前后、睡前、晨起用生理盐水、氯己定、朵贝液等交替漱口，漱口液至少含漱

30 秒。若口腔黏膜已发生溃疡，可增加漱口次数，并局部用维生素 E、锡类散或溃疡膜等涂敷。若并发真菌感染，使用 2.5%制霉菌素或碳酸氢钠含漱。

（3）预防消化道感染：注意饮食卫生，食具要高温消毒或用开水烫过，不吃剩饭、剩菜，不凉拌、生食蔬菜，水果要新鲜，要洗净去皮。避免吃硬的粗糙的食物，以免划伤消化道或口腔黏膜诱发感染。

（4）预防皮肤感染：保持皮肤清洁，勤沐浴、勤更衣和更换床上用品。勤剪指甲，防止蚊虫叮咬，避免抓伤皮肤。进行各种损伤性穿刺时，严格执行无菌操作。女患者每天清洗会阴部，经常更换内裤。

（5）预防肛周脓肿：睡前、便后用 1∶5000 高锰酸钾溶液坐浴，每次 15~20 分钟。保持排便通畅，避免用力排便引发肛裂。发现肛周脓肿或感染及时通知医生并处理。

（6）降温：高热患者可先给予物理降温，如冰敷前额及大血管经过的部位（如颈部、腋窝和腹股沟等处），32~34℃温水擦浴，4℃冰盐水灌肠等。伴出血时禁止使用酒精擦浴。必要时遵医嘱合理给予药物降温。

（四）用药护理

遵医嘱用抗生素，现用现配，并观察抗生素不良反应。遵医嘱输注浓缩红细胞、血小板、凝血因子等血制品，注意核对，并观察有无输血反应。

（五）心理护理

加强沟通，及时向患者及家属解释病情，关心、安慰患者，出血患者应尽快清除血迹，减少对患者的不良刺激。消除患者不安情绪和恐惧感，介绍治疗效果较好的成功案例，鼓励患者积极配合治疗，增强患者战胜疾病的信心。

【护理评价】

（1）患者皮肤、黏膜、内脏等未发生出血或出血能被及时发现并得到有效处理，出血得到控制。

（2）患者能避免出血的各种诱因。

（3）患者活动耐力逐渐恢复正常。

（4）患者体温正常，无咳嗽、咳痰、腹泻等感染的征象。

第二节　贫　血

一、概述

贫血是指外周血单位体积血液中的血红蛋白（Hb）量、红细胞（RBC）计数及血细胞比容（HCT）低于相同年龄、性别和地区正常值低限的一种临床症状。贫血是一种症状，各系统疾病均可导致贫血的发生。其中 Hb 是临床上诊断贫血最常用的指标。年龄、性别和长期居住地的海拔高度均可影响血红蛋白浓度。另外血容量变化，特别是血浆容量的变化会影响其浓度。如妊娠中后期因血浆量增加，血液发生生理性稀释，因此孕妇贫血的诊断标准比正常人要低。平原地区，成年人贫血的诊断标准如表 3-1 所示。

表 3-1　成年人贫血的实验室诊断标准

性别	Hb	RBC	HCT
男	<120g/L	$<4.5×10^{12}/L$	<0.42
女	<110g/L	$<4.0×10^{12}/L$	<0.37
孕妇	<100g/L	$<3.5×10^{12}/L$	<0.30

【分类】

贫血分类方法很多，各有其优缺点，临床上常综合应用。

（一）按贫血的病因与发病机制分类

可分为红细胞生成减少性贫血、红细胞破坏过多性贫血和失血性贫血。

（二）根据形态学分类

按照红细胞平均体积（mean corpuscular volume，MCV）、红细胞平均血红蛋白含量（mean corpuscular hemoglobin，MCH）和红细胞平均血红蛋白浓度（mean corpuscular hemoglobin concentration，MCHC）可将贫血分为大细胞性贫血、正常细胞性贫血和小细胞低色素性贫血。

（三）按血红蛋白浓度分类

按血红蛋白的浓度将贫血分为轻、中、重、极重度贫血。

【临床表现】

血液携氧能力下降，引起全身各组织和器官缺氧与功能障碍，是导致贫血患者一系列临床表现的病理生理基础。贫血的临床表现与贫血的严重程度、贫血发生发展的速度、患者年龄、全身脏器功能状况、个体的代偿能力及其对缺氧的耐受性有关。某些缓慢发病的贫血如缺铁性贫血，若患者心肺代偿功能良好，血红蛋白降至80g/L甚至更低时才出现症状。反之，如贫血发展迅速，则出现明显的临床表现。如急性失血患者，总血容量下降20%即可引起面色苍白、心动过速和低血压，下降50%可致休克甚至死亡。

（一）一般表现

疲乏、软弱无力为贫血最常见和最早出的症状，可能与骨骼肌的供氧不足有关。皮肤黏膜苍白是贫血最突出的体征。黏膜颜色的改变要比皮肤更为可靠，如口腔黏膜、睑结膜、口唇和甲床。其产生机制是由于贫血时机体为保证脑、心、肾等重要器官的供血、供氧，通过神经-体液调节，使血液重新再分配，皮肤黏膜供血减少所致。贫血的其他改变还有皮肤干枯无光、指甲薄脆易断等。

（二）呼吸循环系统

轻度贫血对心肺影响不明显；中重度贫血由于组织缺氧，引起机体交感神经兴奋，导致机体出现代偿性心跳和呼吸加快，表现为心悸、气促。中度贫血患者多在体力活动后出现心悸、气促，而重度贫血者甚至休息状态下即出现呼吸困难。长期严重的贫血还可引起心脏扩大、心力衰竭。心脏扩大导致二尖瓣和三尖瓣相对性关闭不全，心尖部或心底部可闻及柔和的收缩期杂音。心电图改变见于病情较重的贫血患者，表现为窦性心动过速、窦性心律不齐、ST 段降低和 T 波低平倒置等，严重贫血患者可伴发心房颤动。

(三) 神经肌肉系统

严重贫血常有头痛、头晕、眼花、耳鸣、倦怠、注意力不集中和记忆力减退，甚至晕厥等神经系统表现，与脑组织缺血、缺氧，无氧代谢增强，能量合成减少有关。肌肉无力和易疲劳是肌肉组织缺氧的结果。

(四) 消化系统

贫血患者常有食欲不振、恶心、腹胀、腹部不适、便秘或腹泻等消化系统症状。其发生与贫血导致消化腺分泌减少甚至腺体萎缩有关。恶性贫血可发生舌炎和舌乳头萎缩。口腔黏膜炎或疼痛性溃疡可见于再生障碍性贫血和急性白血病患者，与粒细胞减少有关。

(五) 泌尿生殖系统

肾脏缺氧可引起轻度蛋白尿及尿浓缩功能减退，如夜尿增多等；血管内溶血可出现血红蛋白尿和含铁血黄素尿，严重者由于游离血红蛋白堵塞肾小管，导致急性肾衰竭。另外长期贫血可影响睾酮、雌激素等激素的分泌，从而导致女性患者出现月经紊乱、月经量增多、减少或闭经，男性性征减退等。

【实验室及其他检查】

1. 血液检查

(1) 血常规中血红蛋白和红细胞计数可确定有无贫血及贫血的程度；MCV、

MCHC 可对贫血进行形态学分类。

（2）网织红细胞计数有助于贫血的鉴别诊断和治疗疗效的观察。

（3）外周血涂片可观察红细胞、白细胞、血小板的形态和数量，为贫血的病因诊断提供依据。

（二）骨髓检查

是贫血病因诊断的必要检查。骨髓检查分为穿刺涂片和活检两种。

（1）骨髓涂片重点在于细胞学分析，如细胞增生情况，细胞分类计数，有无异常或肿瘤细胞以及非造血细胞的数量等。溶血性贫血的红细胞生成明显活跃，粒细胞/红细胞（M/E）比例可以倒置。白血病的骨髓出现大量白血病细胞，正常造血受抑。

（2）骨髓穿刺提供病理学信息，如骨髓增生度、造血组织分布和面积、骨髓纤维化及肿瘤转移或浸润等。再生障碍性贫血的骨髓造血活性降低，非造血细胞增多。

【诊断要点】

根据病史、体格检查及实验室检查首先确定患者是否存在贫血，再进一步确定贫血的程度、类型及病因，其中贫血的病因诊断是最为关键的，是贫血有效治疗和预后估计的前提和基础。

【处理原则】

（一）病因治疗

积极寻找和去除病因是贫血治疗的首要原则。所有贫血都应该在查明病因的基础上进行治疗。慢性失血所致的缺铁性贫血，只有在去除病因的基础上补充铁剂，才能彻底治愈贫血。巨幼细胞贫血需要补充维生素 B_{12} 或叶酸。免疫性贫血需要使用免疫抑制剂。肾性贫血采用促红细胞生成素。造血干细胞异常性贫血可采用干细胞移植。

（二）对症及支持治疗

1. 输血

是治疗贫血的有效措施，目的是短时间内缓解组织器官缺氧，改善症状。但长期输血不良反应和并发症较多，故应严格掌握适应证。急性贫血 Hb<80g/L 或 HCT<0.24；慢性贫血 Hb<60g/L 或 HCT<0.20 伴缺氧症状是输血的指征。重症贫血、老年人或合并心肺功能不全者应输浓缩红细胞。急性大量失血患者应及时输全血、血浆或红细胞。

2. 脾切除

脾脏是红细胞破坏的主要场所。遗传性球形红细胞增多症、内科治疗无效的自身免疫性贫血和脾功能亢进等，可进行脾切除，以减少红细胞的破坏。

【护理诊断/问题】

（一）活动无耐力

与贫血导致机体组织缺氧有关。

（二）营养失调：低于机体需要量

与造血原料缺乏、消耗增加或丢失过多有关。

【护理措施】

（一）一般护理

1. 休息与活动

根据贫血的严重程度，合理休息与活动。轻度贫血者，无须过多限制活动，但应避免过度疲劳；中度贫血患者，增加卧床休息时间。病情允许时鼓励患者生活自理。但若脉搏≥100 次/分或出现明显心悸、气促时，应停止活动。重度贫血患者应卧床休息。

2. 饮食护理

给予高蛋白、高热量、高维生素、易消化食物，针对不同病因的贫血在饮食中增加相应营养成分。

（二）病情观察

（1）密切观察头晕、乏力、食欲减退、呼吸、心跳加快等缺氧的症状体征有无改善，监测血常规、骨髓检查等结果是否正常。

（2）观察用药效果及药物的不良反应如有无铁中毒、输血反应、低钾的表现等。

（三）症状、体征的护理

（1）严重贫血患者可常规氧气吸入，以改善组织缺氧。

（2）头晕、乏力患者注意起床、站立时应缓慢，防止动作过快，引起晕厥等。

（四）用药护理

（1）应用铁剂、叶酸、维生素 B_{12} 等药物治疗时注意规范用药、按疗程服药，并经常监测网织红细胞、血常规等，具体药物不良反应等见贫血各论内容。

（2）遵医嘱输全血或浓缩红细胞时，确保做好查对工作，并注意输血速度，观察有无输血反应发生。

（五）心理护理

由于某些类型贫血难以治愈，患者病情常反复发作而影响日常生活质量，且经常输血花费较大，导致患者产生焦虑、痛苦、悲观、失望等心理变化。应及时安慰患者及家属，鼓励患者及家属采取积极的态度面对疾病，提高患者战胜疾病的信心。

二、缺铁性贫血

缺铁性贫血是体内贮存铁缺乏，导致血红蛋白合成减少引起的一种小细胞低色素性贫血。缺铁性贫血是体内铁缺乏症的最终表现。无论在发达国家还是发展中国家，缺铁性贫血都是各类贫血中最常见的，尤以婴幼儿和育龄女性多见。

【铁的代谢】

（一）铁的分布

正常成年男性体内铁含量为 $50 \sim 55mg/kg$，女性为 $35 \sim 40mg/kg$。体内铁的分布大致可分为功能状态铁和贮存铁。功能状态铁包括血红蛋白铁（约占体内铁 66.7%）、肌红蛋白铁、转铁蛋白铁以及乳铁蛋白、酶和辅因子结合铁；贮存铁包括铁蛋白和含铁血黄素，贮存于肝、脾、骨髓等单核吞噬细胞系统，其中男性约 $1000mg$，女性约 $300 \sim 400mg$。

（二）铁的来源及吸收

正常人每天造血需要 $20 \sim 25mg$ 的铁，其中大部分来自衰老红细胞破坏后释放的铁，其余来自食物。成年人每天需从食物中摄取铁 $1 \sim 2mg$。人类只能吸收两种形式的铁元素，即血红素结合铁和二价离子铁。血红素铁主要来源于含血红蛋白或肌红蛋白的动物食品。饮食中的非血红素铁多以三价铁状态存在，三价铁必须在酸性环境中或有还原剂如维生素 C 存在下还原成二价铁才便于吸收。肉类消化后产生的某些物质可与非血红素铁形成可溶性复合物，便于肠道吸收，能促进铁的吸收。铁吸收的主要部位为十二指肠和空肠上段。

（三）铁的转运、利用、贮存及排泄

吸收的二价铁经铜蓝蛋白转化为三价铁，与转铁蛋白结合转运到幼红细胞或其他需铁的组织细胞，与细胞膜的特异性运铁蛋白受体结合，然后通过内在化过程进入细胞，与转铁蛋白分离并还原成二价铁，参与形成血红蛋白。多余的铁蛋白和含铁血黄素，贮存于肝、脾、骨髓等单核吞噬细胞系统。当体内铁需求量增多时，可重新为机体利用。正常情况下，铁的排泄量极少，主要由胆汁和肠道排泄，皮肤细胞代谢、出汗和尿液亦排出少量铁。正常男性每日排铁为0.5~1.0mg。育龄期妇女因月经失铁，每日排铁为1.0~1.5mg。

【病因】

（一）铁摄入不足

是妇女、儿童发生缺铁性贫血的主要原因。婴幼儿、青少年生长迅速，需铁量增多，如未及时给婴幼儿添加辅食，青少年挑食、偏食均可导致IDA的发生。育龄妇女每次月经丢失20~40mg的铁，妊娠时胎儿体重每增加1000g需母体供给80mg的铁，哺乳期每日丢失0.5~1.0mg的铁，因此若饮食供给不足极易造成女性发生IDA。

（二）铁吸收障碍

主要与胃肠道功能紊乱或某些药物作用导致胃酸缺乏或胃肠黏膜吸收障碍有关。如胃大部切除术后、慢性萎缩性胃炎、长期腹泻、服用制酸剂及抑酸剂。

（三）铁丢失过多

慢性失血是成人缺铁性贫血最病因。失血1mL丢失铁0.5mg。反复多次或持续少量失血，如反复鼻出血、消化性溃疡、胃肠道恶性肿瘤、月经过多、痔疮、感染性结肠炎及钩虫病等，铁大量丢失，可导致IDA的发生。

【临床表现】

缺铁性贫血大多起病缓慢，由于代偿，患者在一定程度上适应了贫血，因此多数患者在血红蛋白降至 70~80g/L 才出现症状进而就医。

（一）贫血一般表现

皮肤黏膜苍白、乏力、困倦、心悸、头晕、头痛、视物模糊、耳鸣等。

（二）缺铁性贫血的特殊表现

1. 神经、精神系统异常

由于组织缺铁，细胞中的含铁酶和铁依赖酶活性降低，影响到患者的精神、行为、体力、免疫功能及青少年的生长发育甚至智力发育，故儿童可出现易激动、好激惹、多动、注意力难集中、生长迟缓等。少数患者可出现喜吃生米、泥土、头发等异食癖症状。部分患者还可发生末梢神经炎或神经痛。

2. 组织缺铁表现

皮肤干燥、角化、无光泽，毛发干枯易断裂，指（趾）甲扁平脆薄、易断裂、不光整，严重者可出现反甲。黏膜病变导致口角炎、舌炎、舌乳头萎缩，严重者可发生缺铁性吞咽困难（Plummer-Vinson 综合征）。

3. 缺铁原发病的表现

如月经过多、消化性溃疡节律性腹痛等。

【实验室及其他检查】

（一）血常规

IDA 属小细胞低色素性贫血（MCV<80fl，MCH<27pg，MCHC<32%）。血片中可见红细胞大小不一，形态不一，体积偏小，中央淡染区扩大。白细胞计数、血小板计数多正常。网织红细胞计数正常或轻度增加。

（二）骨髓象

红系增生活跃或明显活跃，以中、晚幼红细胞增生为主。幼红细胞体积较小，外形不规则，核染色质致密，胞质量减少且发育滞后，呈"核老质幼"现象。粒系和巨核细胞系无显著改变。骨髓铁染色细胞内外铁均减少，尤以细胞外铁减少明显，骨髓铁粒幼细胞减少（<15%），是诊断缺铁性贫血的可靠指标。

（三）铁代谢检查

血清铁（ST）降低，<8.95μmol/L。总铁结合力（TIBC）多升降低，<15%。血清铁蛋白是早期反映机体贮存铁缺乏的良好指标，缺铁性贫血时降低，<12μg/L。

（四）其他

红细胞游离原卟啉（FEP）升高，>0.9μmol/L（全血）；红细胞游离原卟啉与血红蛋白的比例升高，>4.5μg/L。此外，血清可溶性转铁蛋白受体升高。

【诊断要点】

根据患者的临床表现和实验室检查结果，做出诊断并不难，但需进一步查找缺铁性贫血的病因或原发病。缺铁性贫血是体内长期缺铁的最终结果，在其渐进的发病过程中，根据缺铁的程度可分为三个阶段。早期称贮存铁耗尽，此期特点为血清铁蛋白降低，骨髓铁储备减少，但血清铁、血红蛋白等正常。继之为缺铁性红细胞生成期，此期铁储备耗尽，转铁蛋白饱和度降低，红细胞游离原卟啉升高，但血红蛋白仍保持在正常范围。如缺铁继续加重，血红蛋白低于正常则进入缺铁性贫血期。

【处理原则】

（一）病因治疗

是缺铁性贫血能否得以根治的关键所在，因此应尽力查清病因。

（二）铁剂治疗

是纠正缺铁性贫血的有效措施。铁剂分为无机铁和有机铁两类。无机铁以硫酸亚铁为代表，有机铁包括右旋糖酐铁、葡萄糖酸亚铁、富马酸亚铁、琥珀酸亚铁、山梨醇铁等。首选口服铁剂，因其安全且疗效可靠，如硫酸亚铁、富马酸亚铁和葡萄糖酸亚铁等。每日剂量应含元素铁 150~200mg，分 2~3 次口服。

口服铁剂不耐受，铁丢失过快、口服铁剂补充不及患者可采用注射铁剂。注射铁剂治疗前应计算总剂量，避免过量引起铁中毒。计算公式：补铁总剂量（mg）＝［150-患者血红蛋白（g/L）］×体重（kg）×0.33。常用注射铁剂为右旋糖酐铁，深部肌内注射；静脉用铁有葡萄糖醛酸铁、蔗糖铁。首次给药应用 0.5mL 作过敏性皮试，1 小时后无变态反应可给足量治疗。初次剂量 50mg，如无明显不良反应，第二次注射 100mg，每日或隔日一次，直至完成总剂量。

【护理诊断/问题】

（一）活动无耐力

与全身组织缺血缺氧有关。

（二）营养失调：低于机体需要量

与铁摄入不足、吸收不良、需求增加等有关。

【护理措施】

（一）一般护理

1. 休息与活动

轻度贫血者无须做太多限制，但要注意休息。中度贫血者增加卧床休息时间，活动量以不加重疲劳为宜。重度贫血多半有贫血性心脏病，应给予舒适体位卧床休息。严重贫血者给予氧气吸入。

2. 饮食护理

（1）纠正不良的饮食习惯：指导患者保持均衡饮食，避免偏食或挑食。

（2）增加含铁丰富食物的摄取：鼓励患者多吃含铁丰富且吸收率高的食物，如动物肉类、肝脏、血、蛋黄、海带与黑木耳等。

（3）促进食物铁的吸收：在提倡均衡饮食的同时，还应指导患者多吃富含维生素 C 的食物，尽量避免同时进食可减少铁吸收的食物或饮料，如咖啡、牛奶、茶等。

（二）病情观察

了解患者治疗的依从性，定期检测血常规，了解红细胞及血红蛋白变化，观察用药效果及药物的不良反应。

（三）用药护理

1. 口服铁剂的护理

①多数患者对口服铁剂耐受良好。常见不良反应有胃肠道反应，如腹痛、恶心、呕吐、便秘，可餐中或餐后服用，并从小剂量开始，数天后增至全剂量。②避免铁剂与牛奶、茶、咖啡等同服，因其可影响铁剂的吸收。可同时服用维生素 C、乳酸等促进铁吸收。③口服液体铁剂时需使用吸管，避免牙齿染黑。④服用铁剂后，粪便会变黑，乃铁与肠内硫化氢作用形成黑色的硫化铁所致，应向患者做出解释，消除患者顾虑。⑤强调按疗程、按剂量服药。服用铁剂后，网织红细胞开始上升，7~10 天左右达高峰。血红蛋白多在治疗 2 周后开始升高，1~2 个月后恢复正常。血红蛋白正常后，仍应继续服用铁剂 3~6 个月，以补足机体贮存铁，防止复发。

2. 注射铁剂的护理

注射铁剂可出现注射局部疼痛、硬结形成、皮肤发黑等不良反应。为减少局部疼痛和硬结产生，应采用深部肌内注射，并经常更换注射部位。为避免药液溢出引起皮肤染色，应在抽取药液后更换针头，或采用留空气法或 Z 形注射法注射。此外，患者还可发生变态反应，表现为面色潮红、头痛、肌肉关节痛和皮疹等，严重时可出现过敏性休克，危及生命，因此首次应用须用 0.5mL 的试验剂量进行深部肌内注射，同时备用肾上腺素。

（四）健康指导

1. 疾病相关知识指导

指导患者及家属合理饮食，提倡均衡饮食，荤素结合，不挑食、偏食，避免长期喝浓茶、咖啡，家庭烹饪建议使用铁制器皿。婴幼儿及时添加辅食，如肝泥、蛋黄等，妊娠期、哺乳期女性应多吃含铁丰富的动物性食品，必要时可考虑预防性补充铁剂。

2. 及时治疗相关疾病

如月经过多、消化性溃疡、痔疮出血等。

三、巨幼细胞贫血

巨幼细胞贫血（megaloblastic anemia，MA）是由于叶酸和（或）维生素 B_{12} 缺乏或某些影响核苷酸代谢的药物导致细胞 DNA 合成障碍、细胞核发育障碍引起的贫血。最主要特点是骨髓中红细胞和髓细胞系出现"巨幼变"。国内以营养性巨幼细胞贫血为主，尤以叶酸缺乏者为主。欧美国家以维生素 B_{12} 缺乏及体内产生内因子抗体所致的恶性贫血多见。

【叶酸和维生素 B_{12} 的代谢和功能】

（一）叶酸的代谢

叶酸是蝶酰谷氨酸和具有类似生物活性相关化合物的总称，属水溶性 B 族维生素。人体本身不能合成叶酸，所需叶酸由食物提供，每日叶酸需要量约为 200μg。绿色蔬菜、水果、酵母、动物肝肾等组织富含叶酸，但经长时间烹煮或腌制后可损失 50%~90%。叶酸主要在十二指肠和近端空肠吸收。叶酸及其代谢产物主要通过肾脏由尿排泄，少量由胆汁通过粪便排泄。

(二) 维生素 B_{12} 的代谢

维生素 B_{12} 在体内以甲基钴胺素形式存在，属水溶性 B 族维生素。人体所需维生素 B_{12} 需要完全从食物中获取，每日需要为 2~5μg。动物性食品，如肝、肾、肉类、鱼类、蛋类和乳制品中含量丰富。食物中的维生素 B_{12} 与蛋白结合，经胃酸、胃蛋白酶消化后与蛋白分离，并与壁细胞合成的 R 蛋白结合成复合物，复合物在小肠上段经胰酶的消化并与内因子结合，形成氰钴胺-内因子复合物，与回肠细胞受体结合后，通过胞吞作用进入肠黏膜上皮细胞，并与转钴蛋白Ⅱ结合。转钴蛋白Ⅱ将维生素 B_{12} 转运送至各组织。正常成人体内有 2~5mg 的维生素 B_{12} 储存，大部分储存于肝脏。维生素 B_{12} 排泄甚少，主要经尿、粪便排泄。

【病因与发病机制】

(一) 病因

1. 叶酸缺乏

叶酸缺乏的主要原因是摄入不足或需求量增多。①摄入减少：叶酸广泛存在于多种食物中，如新鲜蔬菜、水果、肉类食品中，但过度烹饪、腌制等均可致其破坏。偏食、挑食，食物中缺乏新鲜蔬菜和肉类也会导致叶酸缺乏。②吸收不良：小肠炎症、肿瘤，肠切除术后，长期腹泻，乙醇、苯妥英钠、苯巴比妥、卡马西平、柳氮磺吡啶等药物会导致叶酸吸收不良。③需求量增加：婴幼儿、妊娠、哺乳期女性对叶酸的需求量增加，慢性炎症、恶性肿瘤、慢性溶血性疾病、甲状腺功能亢进和白血病等消耗性疾病叶酸需要量也增加。④利用障碍：氨甲蝶呤是直接的叶酸拮抗剂。其他药物，如氨苯蝶呤、甲氧苄啶等均可干扰叶酸代谢。⑤叶酸丢失过多，如血液透析等。机体叶酸储备有限，正常成人给予缺乏叶酸食谱 3 周后，血清叶酸水平即下降，继续缺乏叶酸饮食，则相继出现中性粒细胞分叶过多，大椭圆红细胞增多，骨髓细胞巨幼性改变，4~5 个月后出现贫血。

2. 维生素 B_{12} 缺乏

因肉蛋类动物性食品富含维生素 B_{12}，且体内储备较多，故摄入不足所致缺乏者少见。吸收不良是维生素 B_{12} 缺乏的主要原因。①摄入减少：主要见于长期素食者。②吸收不良：是维生素 B_{12} 缺乏最常见的原因。内因子分泌减少或抗内因子抗体，可导致维生素 B_{12} 吸收障碍，如胃大部分切除术后、慢性萎缩性胃炎等。对氨基水杨酸、秋水仙碱、新霉素、奥美拉唑及乙醇等均药物可导致可逆性维生素 B_{12} 缺乏。此外回肠切除或回肠旁路术后、肠道寄生虫病等也可影响维生素 B_{12} 吸收。③其他：先天性转钴蛋白 II 缺乏症导致维生素 B_{12} 输送障碍，长期血液透析导致丢失过多等。

(二) 发病机制

叶酸和维生素 B_{12} 均为 DNA 合成过程中的重要辅酶，缺乏后会导致 DNA 合成减慢，细胞核发育迟缓，细胞分裂和增殖时间延长，细胞质内的 RNA 继续成熟，造成细胞体积大，细胞核分化落后于细胞质，呈现巨幼变。巨幼变不仅发生在骨髓红系，粒系、巨核系也可出现。巨幼变的细胞大部分在骨髓未成熟就遭到破坏，因而发生无效造血，导致巨幼细胞贫血。

叶酸的活性辅酶形式是还原型四氢叶酸。四氢叶酸是分子间一碳基团转移的辅酶。在脱氧尿苷酸转变为胸苷酸反应中需要叶酸的参与。而此反应是红细胞生成过程中 DNA 合成的速率限制性因素。因此，叶酸缺乏可造成 DNA 合成障碍，引起巨幼细胞贫血。

维生素 B_{12} 作为辅酶参与多种酶反应。人体内由高半胱氨酸合成甲硫氨酸反应中，维生素 B_{12} 由甲基叶酸获取甲基，转变成甲基维生素 B_{12}，然后再将甲基传递给高半胱氨酸，使其转变为甲基高半胱氨酸，此反应是维生素 B_{12} 依赖性酶反应。当维生素 B_{12} 缺乏时，上述转甲基反应受阻，甲基叶酸不能转变为合成胸苷酸所需的辅酶形式 N5' 10-亚甲基四氢叶酸，从而导致 DNA 合成障碍，巨幼细胞贫血的发生。此外，甲基丙二酰辅酶 A 转变为丁二酰辅酶 A 的反应中也需要依赖维生素 B_{12}。当维生素 B_{12} 缺乏时，可造成丙二酰辅酶 A 的堆积，影响神经髓鞘形成，从而出现神经系统症状。

【临床表现】

（一）血液系统表现

患者起病缓慢，就诊时多呈中至重度贫血，表现为面色苍白、头晕、乏力、活动后心悸气促等。严重者可因全血细胞减少而反复感染或出血。部分患者出现轻度黄疸。

（二）消化系统表现

胃肠道黏膜萎缩可表现为食欲不振、腹胀、腹泻或便秘。部分患者舌乳头萎缩，表现为舌面光滑（镜面舌）或舌质绛红（牛肉舌）。可发生口角炎或舌炎而伴疼痛。

（三）神经系统表现和精神症状

见于维生素 B_{12} 缺乏，特别是恶性贫血，可有末梢神经炎、深感觉障碍、共济失调和锥体束征阳性等，与病变累及脊髓后侧束的白质、脑皮质和周围神经有关。轻度脑功能障碍以抑郁和记忆障碍为常见，严重者可出现妄想、幻觉及躁狂、精神错乱等异常症状。

【实验室及其他检查】

（一）血常规

贫血呈大细胞性，平均红细胞体积升高，MCV>100fl，MCHC 正常。血片中可见红细胞大小不均，以大细胞为主，椭圆形红细胞和异形红细胞增多，中性粒细胞分叶过多（核右移）。网织红细胞正常或轻度增多。严重者可表现为全血细胞减少。

（二）骨髓象

骨髓增生活跃，以红系增生为主。各阶段红系巨幼变，胞体增大，细胞核发育落后于细胞质，称"核幼质老"。粒系巨幼变，成熟粒细胞分叶过多。巨核系巨幼变，巨核细胞胞体巨大，分叶过多。

（三）叶酸和维生素 B_{12} 测定

是诊断的重要依据。血清叶酸<6.81nmol/L，红细胞叶酸<227nmol/L 可诊断为叶酸缺乏。血清维生素 B_{12}<74pmol/L 可诊断为维生素 B_{12} 缺乏。

（四）其他

因无效造血，间接胆红素可轻度升高，尿胆原排出增多。如不伴有缺铁，多数患者血清铁升高，骨髓内外铁正常或轻度增多。恶性贫血胃酸呈真性缺乏，营养性叶酸和维生素 B_{12} 缺乏在有效治疗后胃酸可恢复正常。

【诊断要点】

根据患者饮食习惯、叶酸和维生素 B_{12} 摄入和需求的情况、临床贫血表现，结合典型大细胞性贫血血常规和巨幼变骨髓象等实验室检查特点，一般可明确诊断。

【处理原则】

（一）病因治疗

病因治疗是根治巨幼细胞贫血的关键。应查找叶酸和维生素 B_{12} 缺乏原因，根据病因采取相应的措施，如改变烹调方式，改变挑食、偏食的不良饮食习惯等。

（二）补充叶酸和维生素 B_{12}

1. 叶酸

一般给予叶酸 5 ~ 10mg 口服，每日 3 次。吸收障碍者可用四氢叶酸钙 5 ~ 10mg，肌内注射，每日 1 次，直至血常规完全恢复。如伴有维生素 B_{12} 缺乏，单用叶酸可加重神经系统症状，因此必须同时合用维生素 B_{12}。

2. 维生素 B_{12}

维生素 B_{12} 500μg 口服，每日 1 次。吸收障碍者，可给予维生素 B_{12} 500μg 肌内注射，每周 2 次，直至血常规完全恢复。伴有神经系统症状者，还需维持治疗半年到 1 年。全胃切除或恶性贫血需终生维持治疗，维生素 B_{12} 100μg 肌内注射，每月 1 次。

【护理诊断/问题】

（一）活动无耐力

与全身组织缺血、缺氧有关。

（二）营养失调：低于机体需要量

与叶酸、维生素 B_{12} 摄入不足、吸收不良、需求增加等有关。

【护理措施】

（一）一般护理

1. 休息与活动

末梢神经炎患者应注意四肢保暖，共济失调、深感觉障碍者活动时要有人陪伴，防止受伤。其余措施见"缺铁性贫血"。

2. 饮食护理

（1）纠正不良的饮食习惯：指导患者保持均衡饮食，避免偏食或挑食、长期素食。叶酸缺乏者多吃绿色蔬菜、水果、肉类等。维生素 B_{12} 缺乏者多吃肉类、鱼类、蛋类等食物。婴幼儿及时添加辅食。

（2）减少食物中叶酸的破坏：避免烹调时间过长或温度过高，提倡凉拌或加工成蔬菜沙拉直接食用，少吃腌制蔬菜。

（3）改善食欲：许多患者出现食欲不振、腹胀等，可建议其少量多餐，进食温凉、清淡无刺激饮食。口角炎或舌炎的患者注意饭前、饭后漱口，口腔溃疡者可涂锡类散、冰硼散等。

（二）病情观察

了解患者治疗的依从性，定期检测血常规，了解红细胞、血红蛋白、粒细胞及血小板变化。观察用药效果及药物的不良反应。叶酸和维生素 B_{12} 有效治疗 1~2 天后，食欲开始好转，2~4 天内网织红细胞即上升，1 周左右达高峰，并出现血红蛋白上升，2 周内白细胞和血小板可恢复正常，4~6 周后血红蛋白恢复正常，神经系统症状改善则需半年至 1 年。

（三）用药护理

维生素 B_{12} 肌内注射偶可导致变态反应，应密切观察反应并及时处理。治疗过程中血钾可突然降低，老年人、心血管疾患者、进食过少者尤应注意，可遵医嘱预防性补钾。

（四）健康指导

1. 疾病相关知识指导

指导患者及家属均衡饮食，荤素结合，不挑食、偏食，避免长时间烹调，多吃新鲜蔬菜水果，少吃腌制食品。婴幼儿及时添加辅食，妊娠期、哺乳期女性应多吃新鲜蔬菜、水果，必要时给予小剂量叶酸或维生素 B_{12} 口服。胃大部切除、慢性萎缩性胃炎等吸收障碍者应常规给予维生素 B_{12} 预防。

2.　嘱患者定期门诊复查血常规

监测药物服用效果。

参考文献

[1] 葛均波，徐永健．内科学［M］．8版．北京：人民卫生出版社，2013．

[2] 尤黎明，吴瑛．内科护理学［M］．5版．北京：人民卫生出版社，2012．

[3] 包再梅，王美芝．内科护理学［M］．2版．北京：中国医药科技出版社，2014．

[4] 中国医师协会呼吸医师分会，中国医师协会急诊医师分会．2012普通感冒规范诊治的专家共识［J］．中华内科杂志，2012，51（4）：330-333．

[5] 成人支气管扩张症诊治专家共识编写组．成人支气管扩张症诊治专家共识［J］．中华结核和呼吸杂志，2012，35（7）：485-492．

[6] 中华医学会呼吸病学分会哮喘学组．支气管哮喘控制的中国专家共识［J］．中华内科杂志，2013，52（5）：440-443．

[7] 中华医学会重症医学分会．呼吸机相关性肺炎诊断、预防和治疗指南［J］．中华内科杂志，2013，52（6）：524-543．